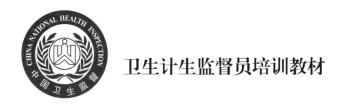

卫生计生监督员培训教材

生活饮用水
卫生监督分册

国家卫生计生委卫生和计划生育监督中心　组织编写

主　　编　胡　光　高小蔷

副 主 编　毛　洁　赵月朝

执行主编　吴建军　张鸿斌

编　　委（以姓氏笔画为序）

毛　洁　甘日华　申屠杭　白雪涛

应　亮　张　岚　张　昀　赵月朝

陶　毅　魏向东

编　　务　刘　昊　黄　静

U0294909

人民卫生出版社

图书在版编目（CIP）数据

卫生计生监督员培训教材. 生活饮用水卫生监督分册 /
国家卫生计生委卫生和计划生育监督中心组织编写.
—北京：人民卫生出版社，2018
ISBN 978-7-117-27439-5

Ⅰ. ①卫… Ⅱ. ①国… Ⅲ. ①卫生工作 - 执法监督 -
中国 - 岗位培训 - 教材 ②计划生育 - 执法监督 - 中国 -
岗位培训 - 教材 ③饮用水 - 卫生管理 - 执法监督 - 中国 -
岗位培训 - 教材 Ⅳ. ①D922. 16

中国版本图书馆 CIP 数据核字（2018）第 225446 号

| 人卫智网 | www.ipmph.com | 医学教育、学术、考试、健康，购书智慧智能综合服务平台 |
| 人卫官网 | www.pmph.com | 人卫官方资讯发布平台 |

卫生计生监督员培训教材
生活饮用水卫生监督分册

组织编写：国家卫生计生委卫生和计划生育监督中心
出版发行：人民卫生出版社（中继线 010-59780011）
地　　址：北京市朝阳区潘家园南里 19 号
邮　　编：100021
E - mail：pmph @ pmph.com
购书热线：010-59787592　010-59787584　010-65264830
印　　刷：三河市博文印刷有限公司
经　　销：新华书店
开　　本：710 × 1000　1/16　印张：7
字　　数：129 千字
版　　次：2018 年 12 月第 1 版　2019 年 11 月第 1 版第 2 次印刷
标准书号：ISBN 978-7-117-27439-5
定　　价：27.00 元
打击盗版举报电话：010-59787491　E-mail：WQ @ pmph.com
（凡属印装质量问题请与本社市场营销中心联系退换）

前　言

　　卫生计生执法监督是深入推进依法行政、有效推动法治政府建设、推进治理能力现代化,维护人民健康的重要保障。党的十九大提出实施健康中国战略,为人民群众提供全方位全周期的健康服务。为更好的服务健康中国战略,培养监督员的专业能力和专业精神,增强基层执法监督队伍适应新时代中国特色社会主义的发展要求,规范卫生计生执法行为,推进综合监督执法,国家卫生计生委卫生和计划生育监督中心为基层执法监督人员组织编写了卫生计生监督培训系列教材。

　　《卫生计生监督员培训教材——生活饮用水卫生监督分册》是基层卫生监督员培训系列教材之一。教材以生活饮用水卫生监督网络课程讲义为基础,经多年培训实践修订而成。全书共十章,包括生活饮用水基本常识及我国饮用水卫生安全现状,给水处理技术,饮用水卫生法律和规章,生活饮用水相关标准、规范,饮用水供水单位和涉水产品卫生许可,各类供水单位及涉水产品卫生监督管理,生活饮用水突发污染事件及应急处置,饮用水监督采样和现场快速检测技术,以及重大活动饮水卫生监督保障。

　　教材编写过程经过了认真的研究与论证,兼顾生活饮用水卫生监督员人才培养以及行业应用需求,也将学科的基本理论、基本知识与工作实践密切结合,并将法律、法规、标准进行了梳理,对基层生活饮用水卫生监督执法人员全面履职,认真开展好监督执法工作具有很好的指导作用。

　　本教材在编写过程中,得到了国家卫生计生委综合监督局、上海市卫生和计划生育委员会监督所生活饮用水卫生监督培训教研组的大力支持,在此表示诚挚感谢!

　　由于水平有限,本教材难免有错漏和不妥之处,敬请批评指正。

编　者

2018 年 8 月

目 录

第一章

生活饮用水概述

第一节　水的重要意义

水是生命的源泉,地球面积的 71% 被水覆盖,储水量达 3.85 亿 km^3,如果把这些水平铺在地球的表面,那么地球就会变成一颗平均水深约 2700m 的"水球"。在地球上哪里有水,哪里就有生命,地球上的生命最初在水中出现,在水中进化,在水的孕育下成长。

水是人体构造的主要成分,它对我们的生命发挥着重要的作用,是人类赖以生存和发展不可缺少的物质资源之一。人体就像一个浩瀚的"海洋",人体内的水分大约能占到体重的 70% 左右。其中,大脑含水 75%,血液含水 83%,肌肉含水 76%,坚硬的骨骼里也含水 22%。水在人体中参与食物的消化和吸收,参与体内代谢及代谢产物的排泄,参与体温调节,还具有保持关节、肌鞘器官的润滑和柔和等作用;水还能传递细胞信息,提供人体必需的微量元素。总之,水是维持人类生命和新陈代谢必不可少的物质,水与衰老、寿命、免疫、代谢均有着直接的关系。水是生命之源,水是健康之本。

水作为大自然赋予人类的宝贵财富早就被人们关注,从地球上生命的起源到人类社会的形成,从生产力低下的原始社会到科学技术发达的现代社会,人与水结下了不解之缘。水既是人类生存的基本条件,又是社会生产必不可少的物质资源,饮用水安全与人民生活密不可分,拥有足量、卫生、持续的饮用水是人类生存的基本需求和健康的必要保证。

第二节　水资源的种类及生活饮用水基本常识

地球上的天然水资源分为降水、地下水和地表水,其中地下水和地表水是饮用水的主要来源。

地下水是指潜藏在地下的水,是由于降水和地表水经土壤地层渗透到地面以下而形成。地下水又可分为浅层地下水、深层地下水和泉水。地下水的特点是有机物和微生物污染较少,离子溶解较多,通常硬度较高,烧水时易出现水垢,有些地区地下水中的铁、锰、氟离子和硝酸盐的浓度会比较高,必要时要进行相应净化处理后方可长期饮用。

地表水也称地面水,是降水在地表径流和汇集后形成的水体,包括江河水、湖泊水、水库水等。地表水以降水为主要补充来源,与地下水有相互补充关系。与地下水相比,地表水的有机物和微生物的污染较为普遍,通常需净化后方可饮用。一般情况下水质较软,但是在石灰岩地区,地表水可能也有较高的硬度,如四川的德阳、绵阳、广元、阿坝等地区。

生活饮用水是指供人生活的饮水和生活用水。饮用水的质量必须保证饮用者终身饮用安全。根据世界卫生组织(WHO)的定义,所谓"终身"是按人均寿命70岁为基数,以每天每人2升水的摄入量而计算。所谓"安全"是指终身饮用对人体产生的健康危害处于可接受水平。

《生活饮用水卫生标准》(GB 5749—2006)对生活饮用水水质提出了三项原则性的卫生要求:①流行病学上安全:即水中不含有病原微生物;②化学成分上安全:即水中所含的化学物质和放射性物质对人体不会造成急性中毒、慢性中毒和远期危害;③感官性状良好:即水质透明、无色、无异味和异臭,肉眼观察时不会发现异物或杂物。安全的饮用水不仅仅只关注水的质量,安全的饮用水至少应满足以下三个要求,即水质安全、水量适当、容易获取。

第三节　水污染的分类及危害

水污染是指人类活动排放的污染物进入水体,其数量超过了水体的自净能力,使水和水体底质的理化特性和水环境中的生物特性、组成等发生改变,从而影响水的使用价值,造成水质恶化,乃至危害人体健康或破坏生态环境的现象。水污染的主要来源是工业废水、生活污水、医院污水、农田水的径流和渗透,以及废物的堆放、掩埋和倾倒。

一、水污染表现形式

(一)物理性污染
物理性污染主要包括热污染和放射性污染。
热电厂等的工业冷却水是热污染的主要来源,这种废水直接排入天然水体后,可引起水温升高,增加水中化学反应速度,造成水中溶解氧含量减少;水温的升高还会加速藻类和水生植物的繁殖,加剧原有的水体富营养化;水温升高对鱼类的影响也很大,可影响某些鱼的产卵和孵化,引起鱼类的种群改变与死亡。

放射性污染是指放射性物质进入水体而造成的污染。放射性污染分为天然放射性污染和人为放射性污染两类,其中人为放射性物质主要来自核试验、核潜艇、核燃料再生及放射性核素在应用过程中产生的废水、废气、废渣。放射性污染会导致生物畸变,破坏生物的基因结构及致癌等。放射性核素衰变期长,不易处理。

（二）化学性污染

化学性污染主要包括有机污染、无机污染、重金属污染、油污染等。

水体有机污染是指城市污水及由食品工业和造纸工业等排放的含有大量有机物的废水所造成的污染。这些污染物在水中进行生物氧化分解过程中需消耗大量溶解在水中的氧,一旦水体中氧气供应不足,就会使氧化作用停止,引起有机物的厌氧发酵,导致水体散发恶臭,污染环境,毒害水生生物。

水体无机污染是指酸、碱和无机盐类对水体的污染,主要造成两方面的影响:①导致水的 pH 值发生变化,破坏其自然缓冲作用,抑制微生物生长,阻碍水体自净作用;②会增大水中无机盐类的含量和水的硬度,给工业和生活使用带来不利影响。

水体重金属(汞、铅、铬等)污染是指重金属进入水体后产生的污染。在高浓度时,会杀死水中生物;在低浓度时,可在生物体内富集,并通过食物链逐级浓缩,最后影响到人体。用含有重金属的水来灌溉农田,可使农作物受到污染,致使农产品有毒性。

水体油污染是指沿海及河口石油的开发、油轮运输、炼油工业废水的排放等造成水体的油污染,当油在水面形成油膜后,会影响氧气进入水体,对生物造成危害。此外,油污染还会破坏海滩休养地、风景区的景观与鸟类的生存环境。

（三）生物性污染

生物性污染主要包括富营养化污染和病原微生物污染。

水体富营养化污染是指磷氮化肥的大量施用后,含有大量磷、氮污染物的废水进入水体造成的污染,表现为藻类大量繁殖,大量消耗水中的溶解氧,导致鱼类等窒息和死亡。

水体病原微生物污染是指生活污水、医院污水以及屠宰肉类加工产生的污水进入水体造成的污染,这些含有各类病毒、细菌、寄生虫等病原微生物的污水进入水体后易引起介水传染病的发生。

二、水污染对人体健康产生的影响

（一）导致介水传染病的人群暴发

水体受生物性致病因子污染后，如果消毒不当，通过饮用等途径可能引起介水传染病的暴发流行，对人体健康造成危害，最常见的介水传染病包括霍乱、伤寒、痢疾、肝炎等肠道传染病。

（二）造成致畸、致癌、致突变等潜在的健康危害或急、慢性中毒等

水体受工业废水污染后，如果处理不当，水体中有毒化学物质如汞、砷、铬、酚、氰化物、多氯联苯及农药等会通过饮水或食物链传递对人体带来健康风险。

（三）引起水的感官性状发生变化

主要表现在水的色度、浑浊度、臭味等感官性状异常，容易造成饮用者反感，影响正常饮用。如水龙头在长期停用后刚打开时可能会流出略带红色的水；在富营养化水体中藻类大量繁殖聚集成团块，漂浮于水面，影响水的感官性状，并使水质出现异嗅异味等。

第四节　我国饮用水安全面临的主要问题

近年来随着我国经济的飞速发展，出现了一系列的水问题，诸如淡水资源匮乏，水污染问题严重，而同时人民生活水平的提高又对饮用水提出了更高的品质要求，饮用水安全成为人民群众高度关心的问题。当前我国面临的饮用水安全问题主要包括：

一、淡水资源短缺

淡水是饮用水的主要来源。我国是一个淡水资源奇缺的国家。相关数据表明，虽然我国淡水资源总量为 28 000 亿 m^3，占全球水资源的 6%，居世界第四位，但人均淡水资源量只有 2300m^3，仅为世界平均水平的 1/4，在世界上名列 121 位，是全球 13 个人均水资源最贫乏的国家之一。

二、环境水质不乐观

在部分地区，高经济增长的同时环境污染问题愈发凸显，污染已对人类的生存环境，如水源、空气等造成了损害，对人类生存构成了威胁。2012 年国家环境监测网对长江、黄河、珠江、松花江、淮河、海河和辽河七大水系的地表水监测断面显示，符合集中式供水水源水质要求的占 68.9%，10.2% 监测断面的水质已完全丧失水体使用功能，主要污染指标为化学需氧量、五日生化

需氧量和高锰酸盐指数。其中长江水质良好,黄河、松花江、淮河、辽河为轻度污染,海河为中度污染,参见图1-1。

地下水水质状况也不容乐观,对198个城市的4929眼井的水质监测结果表明,仅有42.7%的监测井能用作集中式供水的饮用水水源。主要污染指标是铁和锰、氟化物、三氮指标、总硬度、溶解性固体、硫酸盐、氯化物等,个别监测点存在重(类)金属超标情况。

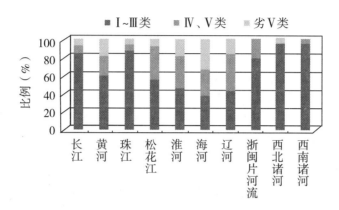

图1-1 2012年七大水系水质类别比例

三、水污染事件时有发生

近年来,我国水污染事件时有发生,2001—2004年发生水污染事故3988起,几乎每2天发生1起;2005年全国共发生环境污染事故1406起,其中水污染事故693起,占总环境污染事故的49.2%;2006年,发生的842起环境污染事故造成直接经济损失1.3亿元;2007年,发生突发环境污染事故462起,其中水污染事故178起,占38.5%。事故原因以企业违法排污和泄漏事故为主。重大水污染事件的发生不仅给地方经济造成危害,其中的一些事件还引发了停水,直接影响到了饮用水安全。

四、净水能力受限

水厂的处理工艺以常规水处理技术为主。地表水水源水厂一般采用混凝—沉淀—过滤—消毒的水处理工艺,地下水水源水厂一般采用消毒后出厂的处理方式。常规处理工艺以去除水体中的浑浊度、色度和微生物为主要目标,难以解决目前部分水源水中存在的有机物污染、藻污染、重金属污染等问题。大量试验研究和资料表明:常规处理工艺对水中有机物的平均去除率仅为30%,且由于溶解性有机物的存在,不利于破坏胶体的稳定性而使常规工艺对原水浊度的去除效果也明显下降;藻类在代谢过程中能产生多种臭味,对水的感官性状产生直接影响,某些藻类还能产生藻毒素,对人体健康构成威胁。此外,藻类是氯化消毒副产物前驱物质,在消毒过程中与氯作用可能生成有机卤代烃等有害副产物。

五、输水管网老化

供水管网系统是一个庞大复杂的工程。水从水厂到用户需经长距离输送,在管网内会有较长的停留时间,受管材材质、网管布设年限、消毒剂本身性质等因素影响,输水过程中水质会产生一些变化。有文献报道,对 36 个城市的调查结果表明,与出厂水相比,末梢水的浑浊度、色度和铁三项指标均有不同程度的恶化。

第二章

生活饮用水卫生法律规章
标准规范

第一节　生活饮用水相关法律文件与卫生执法
监督的法律依据

一、现行饮用水法律、法规和规章

涉及生活饮用水的内容在基本法律、一般法律、行政法规、地方行政法规、行政规章、地方行政规章中均有相关条款。包括：

1. 由全国人大全体会议通过的基本法律 1 部,《刑法》。

2. 由全国人大常委会通过的一般法律 5 部,《中华人民共和国传染病防治法》(以下简称《传染病防治法》)、《环境保护法》《水污染防治法》《水法》和《食品安全法》。

3. 由国务院颁布的行政法规 6 部,《城市供水条例》《水污染防治法实施细则》《取水许可制度实施办法》《学校卫生工作条例》《公共场所卫生管理条例》和《突发公共卫生事件应急条例》。

4. 由国务院部委颁布的行政规章 3 部,《生活饮用水卫生监督管理办法》《饮用水水源保护区污染防治管理规定》和《城市供水水质管理规定》。

此外还有由省、自治区、直辖市的人大及其常委会,省、自治区的人民政府所在地的市和国务院批准的较大的市的人大及其常委会颁布的地方行政法规,以及地方行政规章。

二、饮用水相关法律、法规和规章的实施部门

1.《环境保护法》《水污染防治法》主要涉及环境及饮用水水源的保护,由环境保护部门实施统一监督管理。《环境保护法》第十条规定:国务院环境保护主管

部门,对全国环境保护工作实施统一监督管理;县级以上地方人民政府环境保护主管部门,对本行政区域环境保护工作实施统一监督管理。《水污染防治法》第八条规定:县级以上人民政府环境保护主管部门对水污染防治实施统一监督管理。

2.《城市供水条例》《城市供水水质管理规定》仅限于城市的饮用水水源、制水和供水的行业管理,由住建部门主管。《城市供水条例》第七条规定:国务院城市建设行政主管部门主管全国城市供水工作。省、自治区人民政府城市建设行政主管部门主管本行政区域内的城市供水工作。县级以上城市人民政府确定的城市供水行政主管部门主管本行政区域的城市供水工作。《城市供水水质管理规定》第五条规定:国务院建设行政主管部门负责全国城市供水水质管理工作。省、自治区人民政府建设行政主管部门负责本行政区域内的城市供水水质管理工作。城市人民政府城市建设行政主管部门负责本行政区域内的城市供水水质管理工作。

3. 依据《水法》和国务院的职能分工,农村地区的饮用水工程建设与管理,由水利部门负责。

三、饮用水卫生执法监督的法律依据

卫生执法监督是依据卫生法律、法规和规章对涉及人体健康的行为或活动所实施的卫生行政执法行为。

饮用水卫生执法监督的依据是《传染病防治法》和《生活饮用水卫生监督管理办法》。监督机构及其职责应依据《传染病防治法》和《生活饮用水卫生监督管理办法》来确定,监督的内容应该是《传染病防治法》和《生活饮用水卫生监督管理办法》规定的法定义务的现实体现,监督方法应当依据《传染病防治法》和《生活饮用水卫生监督管理办法》规定进行,《传染病防治法》和《生活饮用水卫生监督管理办法》还规定了卫生计生行政部门、管理相对人的法律责任,从法律上保障了饮用水卫生执法监督工作的开展。

表2-1列举了一些常见饮用水违法行为,并列出对应的适用法律、规章条款和处罚依据。

表2-1　常见违法行为和法律规范适用情况一览表

违法行为	适用法律或规章条款	处罚依据
供水单位未取得卫生许可证而擅自供水的	《传染病防治法》第二十九条第二款 《生活饮用水卫生监督管理办法》第七条	《生活饮用水卫生监督管理办法》第二十六条第(三)项,责令限期改进,并可处以20元以上5000元以下的罚款
供水单位卫生许可证超过有效期限,仍在供水	《生活饮用水卫生监督管理办法》第二十条	

续表

违法行为	适用法律或规章条款	处罚依据
未取得体检合格证的人员，仍直接从事供、管水工作	《生活饮用水卫生监督管理办法》第十一条第一款	《生活饮用水卫生监督管理办法》第二十五条，责令限期改进，并可处以20元以上1000元以下的罚款
持过期体检合格证的人员，仍直接从事供、管水工作	《生活饮用水卫生监督管理办法》第十一条第一款	
患有痢疾、伤寒、甲型病毒性肝炎、戊型病毒性肝炎、活动性肺结核、化脓性或渗出性皮肤病及其他有碍饮用水卫生疾病的人员，仍直接从事供、管水工作	《生活饮用水卫生监督管理办法》第十一条第二款	
患有痢疾、伤寒、甲型病毒性肝炎、戊型病毒性肝炎、活动性肺结核、化脓性或渗出性皮肤病及其他有碍饮用水卫生的病原携带者，仍直接从事供、管水工作		
直接从事供、管水的人员，未经卫生知识培训而直接上岗工作	《生活饮用水卫生监督管理办法》第十一条第三款	暂无对应处罚依据，可依据适用条款提出卫生监督意见
供水单位未建立饮用水卫生管理规章制度；未配备专职或兼职人员，负责饮用水卫生管理工作	《生活饮用水卫生监督管理办法》第九条	
供水单位新建、改建、扩建的饮用水供水工程项目，选址、设计审查、没有卫生计生主管部门参加，而擅自供水	《生活饮用水卫生监督管理办法》第八条	《生活饮用水卫生监督管理办法》第二十六条第（二）项，责令限期改进，并可处以20元以上5000元以下的罚款
供水单位供应的饮用水水质不符合卫生标准和卫生规范，导致或者可能导致传染病传播、流行的	《传染病防治法》第二十九条第一款	《传染病防治法》第七十三条第（一）项，责令限期改正，没收违法所得，可以并处五万以下的罚款；已取得许可证的，原发证部门可以依法暂扣或者吊销许可证；构成的犯罪的，依法追究刑事责任

续表

违法行为	适用法律或规章条款	处罚依据
在饮用水水源保护区修建危害水源水质卫生的设施	《生活饮用水卫生监督管理办法》第十三条	《生活饮用水卫生监督管理办法》第二十六条第（一）项，责令限期改进，并可处以20元以上5000元以下的罚款
在饮用水水源保护区从事有碍水源水质卫生的作业行为	《生活饮用水集中式供水单位卫生规范》第十条、第十一条	
集中式供水单位制水工艺中无必要水质净化设施或必需的消毒设施	《生活饮用水卫生监督管理办法》第十条《生活饮用水集中式供水单位卫生规范》第十六条	暂无对应处罚依据，可依据适用条款提出卫生监督意见
集中式供水单位未配备水质检验仪器、设备或人员	《生活饮用水卫生监督管理办法》第十条《生活饮用水集中式供水单位卫生规范》第三十条	
集中式供水单位未按规定对水源水、出厂水、末梢水定期进行水质检验	《生活饮用水卫生监督管理办法》第十条《生活饮用水集中式供水单位卫生规范》第三十三条	
集中式供水单位未向当地卫生计生行政部门报送检测资料	《生活饮用水卫生监督管理办法》第十条	
集中式供水单位发现饮用水被污染，可能危及人体健康时，未立即采取措施，消除污染；未向当地卫生计生主管部门报告	《生活饮用水卫生监督管理办法》第十五条	暂无对应处罚依据，可依据适用条款提出卫生监督意见
二次供水设施周围环境不整洁、没有良好的排水条件	《生活饮用水卫生监督管理办法》第十四条《二次供水设施卫生规范》4.1	暂无对应处罚依据，可依据适用条款提出卫生监督意见

续表

违法行为	适用法律或规章条款	处罚依据
二次供水水箱入孔或入口盖（或门）未上锁	《生活饮用水卫生监督管理办法》第十四条《二次供水设施卫生规范》5.1	暂无对应处罚依据，可依据适用条款提出卫生监督意见
二次供水饮用水箱、蓄水池未专用		
二次供水设施设置在建筑物内的水箱其顶部与屋顶的距离小于80cm		
二次供水水箱没有相应的透气管和管罩		
二次供水水箱入孔未加盖、未高出水箱面5cm以上		
溢水管、泄水管与下水管道直接连通		
二次供水水箱容积、设计超过用户48小时的用水量		
二次供水蓄水池周围10cm内有渗水坑或堆放的垃圾	《生活饮用水卫生监督管理办法》第十四条《二次供水设施卫生规范》5.5	暂无对应处罚依据，可依据适用条款提出卫生监督意见
二次供水水箱周围2m内有污水管线及污染物		
二次供水水箱的泄水管未设在水箱的底部	《生活饮用水卫生监督管理办法》第十四条《二次供水设施卫生规范》5.2	暂无对应处罚依据，可依据适用条款提出卫生监督意见
二次供水管线与其他管线直接连通		
每年未对二次供水设施进行一次全面的清洗消毒，水质未进行检测	《生活饮用水卫生监督管理办法》第十四条《二次供水设施卫生规范》8.3	暂无对应处罚依据，可依据适用条款提出卫生监督意见
生产无卫生许可批准文件涉及饮用水卫生安全产品	《生活饮用水卫生监督管理办法》第十二条、第二十一条	《生活饮用水卫生监督管理办法》第二十七条，责令改进，并可处以违法所得3倍以下的罚款，但最高不得超过30000元，或处以500元以上10000元以下的罚款
销售无卫生许可批准文件涉及饮用水卫生安全产品		

第二节 生活饮用水相关标准规范

饮用水卫生安全保障工作涉及水源保护与污染控制、水源水选择与调配、水质处理与管网建设、二次供水管理以及居民用水点水质监测等多个环节。监管职能涉及环保、住建、水利、卫生计生等多个部门。我国现行的饮用水标准包括由国家标准委和原卫生部联合发布的《生活饮用水卫生标准》(GB 5749—2006),也包括由不同部门制定的行业标准或规范。对于生活饮用水取水、制水和供水各环节均有相应的标准或规范。

水源水选择方面,采用地表水为生活饮用水水源时应符合《地表水环境质量标准》(GB 3838—2002)的要求,采用地下水为生活饮用水水源时应符合《地下水质量标准》(GB/T 14848—2017)的要求。另外,建设部制定有行业标准《生活饮用水水源水质标准》(CJ 3020—93)。

集中式供水单位建设管理方面,应符合原卫生部制定的《生活饮用水集中式供水单位卫生规范》要求。行业标准包括《城镇供水厂运行、维护及安全技术规程》(CJJ 58—2009)、《村镇供水单位资质标准》(SL 308—2004)。

水质处理与输配方面,生活饮用水化学处理剂应当符合《饮用水化学处理剂卫生安全性评价》(GB/T 17218)的要求,生活饮用水的输配水设备、防护材料应符合《生活饮用水输配水设备及防护材料的安全性评价标准》(GB/T 17219),生活饮用水消毒剂和消毒设备应符合《生活饮用水消毒剂和消毒设备卫生安全评价规范》(试行)的要求。其中,原卫生部《关于实施〈生活饮用水卫生标准〉有关问题的通知》(卫监督发〔2007〕248号)要求,在《生活饮用水输配水设备及防护材料的安全性评价标准》(GB/T 17219)和《饮用水化学处理剂卫生安全性评价》(GB/T 17218)修订发布之前,涉水产品卫生许可有关要求仍按照《生活饮用水水质卫生规范》(卫法监发〔2001〕161)中《生活饮用水输配水设备及防护材料卫生安全评价规范》《生活饮用水化学处理剂卫生安全性评价规范》和《生活饮用水水质处理器卫生安全与功能评价规范》等规定执行。

二次供水卫生方面,《二次供水设施卫生规范》(GB 17051—1997)对建筑二次供水设施的卫生要求进行了规定。

所有供水单位的出厂水以及居民用水点的生活饮用水水质应符合《生活饮用水卫生标准》(GB 5749—2006)的要求。《城市供水水质标准》(CJ/T 206—2005)、《饮用净水水质标准》(CJ 94—2005)是建设部制定的行业标准。

生活饮用水的水质检验按照《生活饮用水标准检验方法》(GB/T 5750—2006)执行。

第三章

集中式供水单位卫生执法监督

第一节　集中式供水单位卫生执法监督依据

一、《传染病防治法》

《传染病防治法》是进行集中式供水单位卫生监督的主要法律依据。

第二十九条第二款规定："饮用水供水单位从事生产或者供应活动,应当依法取得卫生许可证。"

第五十三条规定："县级以上人民政府卫生计生行政部门对传染病防治工作履行下列监督检查职责",第四项规定："对用于传染病防治的消毒产品及其生产单位进行监督检查,并对饮用水供水单位从事生产或者供应活动以及涉及饮用水卫生安全的产品进行监督检查。"

第七十三条第二项规定："违反本法规定,有下列情形之一,导致或者可能导致传染病传播、流行的,由县级以上人民政府卫生计生行政部门责令限期改正,没收违法所得,可以并处五万元以下的罚款;已取得许可证的,原发证部门可以依法暂扣或者吊销许可证;构成犯罪的,依法追究刑事责任:(一)饮用水供水单位供应的饮用水不符合国家卫生标准和卫生规范的。"

二、《国务院对确需保留的行政审批项目设定行政许可的决定》

2004年6月29日公布的《国务院对确需保留的行政审批项目设定行政许可的决定》(国务院令第412号)第204项供水单位卫生许可予以保留。

三、《生活饮用水卫生监督管理办法》

《生活饮用水卫生监督管理办法》第二条规定:"该办法适用于集中式供水、二次供水单位和涉及饮用水卫生安全的产品的卫生监督管理。"

第三条规定:"国务院卫生计生主管部门主管全国饮用水卫生监督工作。县级以上地方人民政府卫生计生主管部门主管本行政区域内饮用水卫生监督工作。"

第四条规定:"第四条　国家对供水单位和涉及饮用水卫生安全的产品实行卫生许可制度。"

第二节　集中式供水单位卫生执法监督主要内容和要求

依据国家"双随机一公开"工作要求和年度工作计划,对集中式供水单位卫生许可情况、水源选择和卫生防护、生活饮用水生产的卫生要求和污染事件的报告处理、水质检验、从业人员卫生等开展监督检查。

一、集中式供水单位卫生许可情况

集中式供水单位应持有有效的卫生许可证,无涂改、转让、伪造、倒卖、出租、出借等行为,卫生许可证标注的企业名称、地址和许可项目等与实际情况一致,卫生许可证在有效期内。

二、集中式供水单位水源选择和卫生防护

集中式供水单位应选择水质良好、水量充沛、便于防护的水源。取水点应设在城市和工矿企业的上游。

集中式供水单位应在生活饮用水水源保护区的防护地带设置固定的告示牌、落实相应的水源保护工作。

(一)地表水

地表水水源卫生防护必须遵守下列规定:

取水点周围半径100m的水域内,严禁捕捞、网箱养殖、停靠船只、游泳和从事其他可能污染水源的任何活动。

取水点上游1000m至下游100m的水域不得排入工业废水和生活污水;其沿岸防护范围内不得堆放废渣,不得设立有毒、有害化学物品仓库、堆栈,不得设立装卸垃圾、粪便和有毒有害化学物品的码头,不得使用工业废水或生活污水灌溉及施用难降解或剧毒的农药,不得排放有毒气体、放射性物质,不得从事放牧等有可能污染该段水域水质的活动。

对生活饮用水水源的输水明渠、暗渠,应重点保护,严防污染和水量流失。

（二）地下水

地下水水源卫生防护必须遵守下列规定：

在单井或井群的影响半径范围内，不得使用工业废水或生活污水灌溉和施用难降解或剧毒的农药，不得修建渗水厕所、渗水坑，不得堆放废渣或铺设污水渠道，并不得从事破坏深层土层的活动。

工业废水和生活污水严禁排入渗坑或渗井。人工回灌的水质应符合生活饮用水水质要求。

三、集中式供水单位生活饮用水生产的卫生要求和污染事件的报告处理

集中式供水单位应备有并遵守有关生活饮用水卫生管理的法规、标准和规范，应建立健全生活饮用水卫生管理规章制度。集中式供水单位应有分管领导和专职或兼职工作人员管理生活饮用水卫生工作。

集中式供水单位配备的水净化处理设备、设施必须满足净水工艺要求，必须有消毒设施，并保证正常运转。生活饮用水的输水、蓄水和配水等设施应密封，严禁与排水设施及非生活饮用水的管网相连接。

集中式供水单位使用的涉及饮用水卫生安全产品必须符合卫生安全和产品质量标准的有关规定，并持有省级以上人民政府卫生计生部门颁发的卫生许可批准文件，方可在集中式供水单位中使用。集中式供水单位在购入涉及饮用水卫生安全的产品时，应索取产品的卫生许可批准文件，并进行验收。经验收合格后方可入库待用，并按品种、批次分类贮存于原料库，避免混杂，防止污染。

集中式供水单位应对取水、输水、净水、蓄水和配水等设施加强质量管理，建立放水、清洗、消毒和检修制度及操作规程，保证供水水质。定期清洗和消毒各类贮水设备；管网末梢应定期放水清洗，防止水质污染。

集中式供水单位水处理剂和消毒剂的投加和贮存间应通风良好，防腐蚀、防潮，备有安全防范和事故的应急处理设施，并有防止二次污染的措施。集中式供水单位不得将未经处理的污泥水直接排入地表生活饮用水水源一级保护区水域。

集中式供水单位应划定生产区的范围。生产区外围30m范围内应保持良好的卫生状况，不得设置生活居住区，不得修建渗水厕所和渗水坑，不得堆放垃圾、粪便、废渣和铺设污水渠道。

集中式供水单位应针对取水、输水、净水、蓄水和配水等可能发生污染的环节，制订和落实防范措施，加强检查，严防污染事件发生。遇生活饮用水水质污染或不明原因水质突然恶化及水源性疾病暴发事件时，集中式供水单位

须在发现上述情况后立即采取应急措施,以最快的方式报告当地卫生计生行政部门、建设行政部门。并及时进行水质检测,报送处理报告。

四、集中式供水单位水质检验

集中式供水单位必须建立水质检验室,配备与供水规模和水质检验要求相适应的检验人员和仪器设备。负责检验水源水、净化构筑物出水、出厂水和管网水的水质。城市集中式供水单位水质检验的采样点选择、检验项目和频率、合格率计算应按照 CJ/T 206 执行。村镇集中式供水单位水质检验的采样点选择、检验项目和频率、合格率计算应按照 SL 308 执行。

水质检验应实行全过程的质量控制。水质检验方法应采用国家规定的生活饮用水检验法,水质检验结果应定期报送当地卫生计生行政部门。

五、集中式供水单位从业人员卫生要求

直接从事供、管水的人员必须每年进行一次健康检查。取得预防性健康体检合格证后方可上岗工作。凡患有痢疾、伤寒、甲型病毒性肝炎、戊型病毒性肝炎、活动性肺结核、化脓性或渗出性皮肤病及其他有碍生活饮用水卫生的疾病或病源携带者,不得直接从事供、管水工作。

直接从事供、管水的人员,上岗前须进行卫生知识培训,上岗后每年进行一次卫生知识培训,未经卫生知识培训或培训不合格者不得上岗工作。

集中式供水单位从业人员应当保持良好的个人卫生习惯和行为。不得在生产场所吸烟,不得进行有碍生活饮用水卫生的活动。

第三节　集中式供水单位违法行为处置

一、直接从事供、管水人员没有体检合格证明上岗工作

在对供水单位日常监督检查时,通过查验直接从事供、管水人员的卫生知识培训和健康体检证明发现,有部分人员没有健康合格证明或已过有效期。供水单位的行为违反了《生活饮用水卫生监督管理办法》第十一条规定,根据《生活饮用水卫生监督管理办法》第二十五条规定,责令限期改进,并可以当场对供水单位处以 20 元以上 1000 元以下的罚款。

二、供水单位无卫生许可供水

在对供水单位监督检查时,发现供水单位未取得"卫生许可证"擅自供水;或通过查验卫生许可证,发现有以下之一情节:①涂改、转让、伪造、倒

卖、出租、出借许可证;②许可证载明的企业名称、地址和许可项目发生变更;③许可证已超过有效期限。这些行为违反了《生活饮用水卫生监督管理办法》第七条规定,根据《生活饮用水卫生监督管理办法》第二十六条第三项,责令限期改进,并可以对供水单位处以20元以上5000元以下的罚款。

三、供应的饮用水水质不符合国家卫生标准

经对集中式供水单位供应的饮用水进行检测发现水质指标不符合《生活饮用水卫生标准》(GB 5749—2006)标准限值时,应责令集中式供水单位立即查找原因并进行处理,确保供应的饮用水必须符合标准要求,并依法予以查处。

《传染病防治法》和《生活饮用水卫生监督管理办法》中均有对饮用水水质指标超标的处罚条款。根据《传染病防治法》第七十三条第(一)项规定,供水单位供应饮用水不符合卫生标准、规范的行为导致或者可能导致传染病传播、流行的,责令供水单位限期改正,没收违法所得,可以并处五万元以下的罚款;已取得许可证的,原发证部门可以依法暂扣或者吊销许可证;构成犯罪的,依法追究刑事责任。根据《生活饮用水卫生监督管理办法》第二十六条第四项规定,责令限期改进,并可以对供水单位处以20元以上5000元以下的罚款。

第四章

二次供水卫生执法监督

第一节　二次供水卫生执法监督依据

一、《传染病防治法》

《传染病防治法》是进行二次供水卫生监督的主要法律依据。

第二十九条第二款规定："饮用水供水单位从事生产或者供应活动,应当依法取得卫生许可证。"

第五十三条规定："县级以上人民政府卫生计生行政部门对传染病防治工作履行下列监督检查职责",第四项规定："对用于传染病防治的消毒产品及其生产单位进行监督检查,并对饮用水供水单位从事生产或者供应活动以及涉及饮用水卫生安全的产品进行监督检查。"

第七十三条第二项规定："违反本法规定,有下列情形之一,导致或者可能导致传染病传播、流行的,由县级以上人民政府卫生计生行政部门责令限期改正,没收违法所得,可以并处五万元以下的罚款;已取得许可证的,原发证部门可以依法暂扣或者吊销许可证;构成犯罪的,依法追究刑事责任:(一)饮用水供水单位供应的饮用水不符合国家卫生标准和卫生规范的。"

二、《国务院对确需保留的行政审批项目设定行政许可的决定》

2004年6月29日公布的《国务院对确需保留的行政审批项目设定行政许可的决定》(国务院令第412号)第204项供水单位卫生许可予以保留。

三、《生活饮用水卫生监督管理办法》

《生活饮用水卫生监督管理办法》第二条规定："该办法适用于集中式供水、二次供水单位和涉及饮用水卫生安全的产品的卫生监督管理。"

第三条规定："国务院卫生计生主管部门主管全国饮用水卫生监督工作。

县级以上地方人民政府卫生计生主管部门主管本行政区域内饮用水卫生监督工作。"

第四条规定:"第四条 国家对供水单位和涉及饮用水卫生安全的产品实行卫生许可制度。"

第二节 二次供水卫生执法监督的主要内容和要求

依据国家"双随机一公开"的工作要求和年度工作计划,对二次供水设施卫生要求、内外环境卫生要求、日常管理卫生要求等开展监督检查。

一、二次供水形式

二次供水设施:饮用水经储存、处理、输送等方式来保证正常供水的设备及管线。储水设备:高位、中位、低位水箱和蓄水池。水处理设备:过滤、软化、净化、消毒等设备。供水管线:供、输饮水的管线、阀门、龙头等。

二次供水的主要形式:

1. 市政供水管道→低位水箱→加压水泵→高位水箱→饮用水消毒装置→居民用户。

2. 市政供水管道→低位水箱→消毒装置→变频装置加压→居民用户。

3. 市政供水管道→小区加压泵站(低位水箱\加压泵\消毒装置)→多栋高层的高位水箱→(消毒装置)→分别送到居民用户。

4. 市政供水管道→居民小区供水泵站→通过闸阀\过滤阀\防污止回阀(或者叫倒流防止器)→通过无负压供水装置→居民用户。

二、二次供水卫生监督管理要求

(一)二次供水设施卫生要求

二次供水设施应设在有卫生防护条件的独立构筑物内;二次供水设施内外应保持清洁,不应存在有碍卫生的杂物和肉眼可见物;周围应保持环境整洁,便于清洗消毒,应有良好的排水条件,设施应运转正常。

二次供水设施使用的水箱、供水管道、防护涂料和水处理设备等不得对供水水质产生污染,并要求符合相关卫生标准及其规范性文件要求。选用的产品应当有卫生许可批件。

水箱容积设计不得超过用户48小时的用水量。

水箱应设在单独房间内,不得与消防、暖气、空调、中水等其他用水的贮水水箱混用。特殊情况下与消防用水合用时,水箱设计应保证其中水体不产生死水层,消防管道上必须加装防污止回阀确保管道内存水不得回流至水箱。

在建筑物内的水箱,应采用独立结构形式,不得利用建筑物的本体结构作为其壁板、底板及顶盖。水箱顶部与屋顶的距离应大于0.8m;外壁与建筑本体结构墙面或其他池壁之间的净距,应满足施工或装配的需要,无管道的侧面,净距不宜小于0.6m;安装有管道的侧面,净距不宜小于1.0m,且管道外壁与建筑本体墙面之间的通道宽度净距不宜小于0.6m,便于水箱的维护和检查。水箱应有相应的透气管和罩;入孔的位置和大小要满足储水设备内部清洗消毒工作的需要。入孔应高于储水设备表面5cm,设有密封盖(或门)并上锁;水箱内外应设有爬梯,便于清洗、消毒和检查。

水箱必须安装在有排水条件的底盘上,出水管管口位置设定应保证水箱内不产生死水层且开口不能向下。泄水管应设在水箱的底部,阀门位置便于操作。泄水管与溢水管均不得直接与下水道连通,防止倒虹吸作用的发生。溢水管和泄水管不能相连通,各开一口。

二次供水设施应安装消毒设备,暂时不能安装消毒设备的要预留安装消毒设备的位置。

无负压设备有四种形式:管道式无负压增压供水设备、罐式无负压供水设备、箱式无负压供水设备和高位调蓄式无负压供水设备。使用无负压供水设备应确保不对管网产生负压,与市政管网连接管处必须加装防污止回装置,在稳流罐后应预留饮用水消毒设备接口。

(二)二次供水内外环境卫生要求

二次供水设施环境周围10m以内不得有渗水坑、化粪池、垃圾堆和有毒有害物品等污染源;供水管线周围2m内不得有污水管道;

二次供水设施房间应有安全防护条件的防盗门窗,室内地面应铺设防滑瓷砖,墙壁喷涂卫生无毒防霉涂料,室内设有排风设施。地面有便于排水的水沟和集水坑,且设有自动提升污水设备。

(三)日常管理卫生要求

二次供水设施的管理部门负责二次供水设施的日常运转、维护、清洗和消毒工作,制定和落实设施卫生管理制度,并应有专职或兼职经过培训的饮用水卫生管理人员。供、管水人员必须经过健康体检。

二次供水设施的管理部门每年应对设施进行一次以上的全面清洗、消毒和水质检验,清洗、消毒后,饮水水质经检验合格后方可供水。

第三节 二次供水单位违法行为处置

一、直接从事二次供水卫生管理及水池、水箱清洗人员没有体检合格证明上岗工作

在对二次供水单位日常监督检查时,通过查验直接从事二次供水卫生管理及水池、水箱清洗人员的健康体检证明发现,有部分人员没有健康合格证明或已过有效期。供水单位的行为违反了《生活饮用水卫生监督管理办法》第十一条规定,根据《生活饮用水卫生监督管理办法》第二十五条规定,责令限期改进,并可以当场对供水单位处以20元以上1000元以下的罚款。

二、供应的饮用水水质不符合国家卫生标准

经对供水单位供应的饮用水进行检测发现水质指标不符合《生活饮用水卫生标准》(GB 5749—2006)标准限值时,应责令二次供水单位立即查找原因并进行处理,确保供应的饮用水必须符合标准要求,并依法予以查处。

《传染病防治法》和《生活饮用水卫生监督管理办法》中均有对饮用水水质指标超标的处罚条款。根据《传染病防治法》第七十三条第(一)项规定,供水单位供应饮用水不符合卫生标准、规范的行为导致或者可能导致传染病传播、流行的,责令供水单位限期改正,没收违法所得,可以并处五万元以下的罚款;已取得许可证的,原发证部门可以依法暂扣或者吊销许可证;构成犯罪的,依法追究刑事责任。根据《生活饮用水卫生监督管理办法》第二十六条第四项规定,责令限期改进,并可以对供水单位处以20元以上5000元以下的罚款。

第五章

管道分质供水、现制现售饮用水卫生执法监督

第一节　管道分质供水、现制现售饮用水卫生执法监督依据

管道分质供水是将市政自来水或其他自建供水进行进一步净化和消毒处理后,通过独立(封闭)的管网输送,用户拧开水龙头就可直接饮用的供水方式。

一、管道分质供水卫生执法监督依据

1. 原卫生部对原北京市卫生局的复函　原卫生部在《卫生部关于分质供水卫生许可证发放问题的批复》(卫监督发〔2005〕191号),明确分质供水是集中供水的一种形式,应当属于供水单位卫生许可范围。

2.《传染病防治法》《传染病防治法》规定,供水单位从事生产或者供应活动应当依法取得卫生许可证。

供水单位供应的饮用水、涉水产品不符合国家卫生标准和卫生规范,导致或可能导致传染病传播、流行的,应追究法律责任。

规定卫生计生行政部门对饮用水供水单位和涉水产品进行监督检查,依法对违法的供水单位、涉水产品进行处罚。

3.《生活饮用水卫生监督管理办法》《生活饮用水卫生监督管理办法》规定,供水单位供应的饮用水必须符合国家卫生标准,供水单位应取得卫生许可证方可供水,新、改、扩建供水项目应符合卫生要求,应建立饮用水卫生管理规章制度,负责饮用水卫生管理;水质必须净化消毒;对水质开展日常性检验,并报卫生、建设主管部门;做好从业人员培训和健康防护工作。

4.《生活饮用水卫生标准》中集中式供水的定义 《生活饮用水卫生标准》中对集中式供水的定义指自水源集中取水，通过输配水管网送到用户或者公共取水点的供水方式，包括自建设施供水。为用户提供日常饮用水的供水站和为公共场所、居民社区提供的分质供水也属于集中式供水。

二、现制现售饮用水卫生执法监督依据

1. 原卫生部《卫生部办公厅关于加强现制现售饮用水卫生监督管理的通知》 现制现售饮用水是一种通过水质处理器现场制作饮用水并直接散装出售饮用水的供水方式。用于现场制作饮用水的水质处理器（包括现制现售饮用水自动售水机）必须获得涉水产品卫生许可批件，必须是以市政自来水为原水，出水水质必须符合水质处理器所标识的要求。现制现售的饮用水不得暗示或明示具有医用、增进健康性能或具有疗效作用。

2. 原卫生部法监司对辽宁省卫生厅、重庆市卫生局《关于现制现售饮用水监管有关问题的复函》 用于现场制作饮用水的制水设备必须获得涉水产品卫生许可批件，现制现售饮用水必须符合制水设备所标识的饮用水标准以及现行的《生活饮用水卫生规范》，从业人员必须符合《食品卫生法》第二十六条和《生活饮用水卫生监督管理办法》第十一条的规定，以及卫生计生行政部门应依据《食品卫生法》和《生活饮用水卫生监督管理办法》及相关规定对现制现售饮用水供水方式实施监管。"

第二节 管道分质供水、现制现售饮用水卫生执法监督的主要内容和要求

依据国家"双随机一公开"的工作要求和年度工作计划，对管道分质供水工程建设和设备情况、卫生管理情况、从业人员卫生情况，以及现制现售饮用水从业人员卫生情况、使用产品情况、水质检验情况、档案管理情况等开展监督检查。

一、管道分质供水卫生执法监督的主要内容和要求

（一）管道分质供水工程建设和设备情况

1. 管道分质供水制水间 管道分质供水制水间应独立设置，不得与中水、污水处理、有污染物品堆放的房间相邻，不得有与制水无关的管道通过，不得设置卫生间；面积应满足生产工艺的卫生要求，应有更换材料的清洗消毒设施和场所。

制水间的地面、墙壁、天花板应使用防水、防腐、防霉,易消毒、易清洗的材料铺设,应有废水排放系统,应安装防蚊蝇、防尘、防鼠等设施。门窗应有上锁装置。

制水间应配备机械通风设备和空气消毒装置;采用紫外线空气消毒者,紫外线灯应按 30W/(10~15m²)设置且离地 2m 吊装。

2. 管道分质供水制水相关设备和材料 管道分质供水单位应建立和落实制水设备、消毒设备(剂)、输配水管材、管件、涂料和内衬、水处理材料等与饮用水接触的设备和材料的索证和验收制度,并做好记录。

上述产品应持有涉水卫生许可批件(消毒产品应有卫生安全评价报告),产品的名称、型号、生产企业、发证日期和有效期、产品标识标签说明书(含铭牌)中的功能参数(如产品名称、型号、产品说明、主要成分或部件、使用范围、注意事项等内容)应与卫生许可批件或卫生安全评价报告相符。

3. 管道分质供水管路 在制水间内应设有回水管且能达到动态循环,循环回水应经过消毒处理后进入供水系统。管道分质供水系统应设置放空排水阀,排水口应有防污染措施,排气阀应有滤菌、防尘装置。饮水供水管路不得与市政或自建供水系统直接相连。

4. 管道分质供水消毒措施 采用紫外线消毒的、紫外线强度足否大于 70μW/m²,采用臭氧消毒的,出水中臭氧残留浓度是否大于或等于 0.05mg/L。

(二)管道分质供水卫生管理情况

1. 管道分质供水单位应建卫生管理、设备维护、水质检验等规章制度并予以落实。

2. 管道分质供水单位的检验记录应包括对每个独立供水系统的水质检验结果,取样点分别在原水、成品水、用户点、回流(折返)处,检验项目应按照国家卫生规范和企业标准确定。

3. 管道分质供水单位应配有经培训合格的专(兼)职卫生管理、生产和检验人员,负责管道分质供水系统的管理、日常保养维护、分质供水生产和水质检验等工作。

4. 管道分质供水单位检验室应配备与供水规模想适应的检验设备、仪器,开展水质检验工作。

5. 管道分质供水单位应建立水质检验记录和日常维护记录,检验记录内容至少应包括检验时间、对象、结果、检验人员等信息,维护记录内容至少应包括更换过滤、吸附材料等的内容。

(三)管道分质供水从业人员卫生情况

直接从事供、管水的人员必须每年进行一次健康检查。取得预防性健康体检合格证后方可上岗工作。凡患有痢疾、伤寒、甲型病毒性肝炎、戊型病毒性肝炎、活动性肺结核、化脓性或渗出性皮肤病及其他有碍生活饮用水卫生的疾病或病源携带者,不得直接从事供、管水工作。

直接从事供、管水的人员,上岗前须进行卫生知识培训,上岗后每年进行一次卫生知识培训,未经卫生知识培训或培训不合格者不得上岗工作。

二、现制现售饮用水卫生执法监督的主要内容和要求

(一)现制现售饮用水从业人员卫生情况

1. 现制现售饮用水经营单位必须配备专职或兼职的卫生管理员来负责日常管理。

2. 直接从事饮用水供应、卫生管理工作的人员应当按照国家有关规定,取得健康合格证后方可上岗工作,并每年进行一次健康检查,凡是患有痢疾、伤寒、甲型或者戊型病毒性肝炎等消化道传染病、活动性肺结核、化脓性或者渗出性皮肤病及其他影响生活饮用水卫生安全的疾病的人员和病原携带者,在治愈前不得直接从事饮用水供应。

3. 现制现售饮用水经营单位应建立卫生培训制度,每年至少组织一次从业人员卫生知识培训,并进行考核;对考核不合格的,不得安排上岗工作。

(二)现制现售饮用水使用产品情况

现制现售饮用水经营单位不得使用未取得卫生许可批准文件或者不符合国家卫生标准和规范要求的涉水产品,不得购买或者使用未经许可的企业生产或者没有卫生安全评价报告的消毒产品;在购买涉水产品时,应当查验其卫生许可批准文件和产品检验合格证明,并做好记录,在购买消毒产品时,应当查验消毒产品生产企业卫生许可证和产品卫生安全评价报告,并做好记录;在使用消毒产品时,必须严格按照产品使用说明书的要求使用。

(三)现制现售饮用水水质检验情况

现制现售饮用水经营单位应建立水质检测室,配备相应的水质检测仪器、设备和检验人员,开展定期的水质检测,做好水质检测记录。经营单位的水质自检记录应完整清晰,不得随意涂改、伪造。

(四)现制现售饮用水档案管理情况

现制现售饮用水经营单位应建立卫生管理档案,卫生管理档案包括了卫生管理制度和生活饮用水污染事件应急处置预案;卫生管理人员的配备情况;水质检测记录;供水设备、设施的巡查、保养、维护情况,以及储水设备、设施的清洗、消毒记录;水质处理器(材料)的使用、维护、更换等情况;涉水产品、消毒产品的进货查验记录;从业人员健康检查和培训考核记录等。

第三节　管道分质供水、现制现售饮用水
违法行为处置

一、管道分质供水单位无卫生许可证

《生活饮用水卫生监督管理办法》第二十六条规定第(三)项:供水单位未取得卫生许可证而擅自供水的,县级以上地方人民政府卫生计生行政部门应当责令限期改进,并可处以20元以上5000元以下的罚款。

二、经检测水质不符合卫生标准、规范要求的

《生活饮用水卫生监督管理办法》第二十六条第(四)项:责令限期改进并可处以20元以上5000元以下的罚款。

《传染病防治法》第七十三条:饮用水供水单位供应的饮用水不符合国家卫生标准和卫生规范的,导致或者可能导致传染病传播、流行的,由县级以上人民政府卫生计生行政部门责令限期改正,没收违法所得,可以并处五万元以下的罚款;已取得许可证的,原发证部门可以依法暂扣或者吊销许可证;构成犯罪的,依法追究刑事责任。

第六章

涉水产品卫生执法监督

第一节　涉水产品卫生执法监督依据

一、《传染病防治法》

《传染病防治法》是进行涉水产品卫生监督的主要法律依据。其中第二十九条第一款规定："用于传染病防治的消毒产品、饮用水供水单位供应的饮用水和涉及饮用水卫生安全的产品，应当符合国家卫生标准和卫生规范。"

第五十三条规定："县级以上人民政府卫生计生行政部门对传染病防治工作履行下列监督检查职责"，第四项规定："对用于传染病防治的消毒产品及其生产单位进行监督检查，并对饮用水供水单位从事生产或者供应活动以及涉及饮用水卫生安全的产品进行监督检查。"

第七十三条第二项规定："违反本法规定，有下列情形之一，导致或者可能导致传染病传播、流行的，由县级以上人民政府卫生计生行政部门责令限期改正，没收违法所得，可以并处五万元以下的罚款；已取得许可证的，原发证部门可以依法暂扣或者吊销许可证；构成犯罪的，依法追究刑事责任：……（二）涉及饮用水卫生安全的产品不符合国家卫生标准和卫生规范的；……。"

二、《国务院对确需保留的行政审批项目设定行政许可的决定》《国务院关于第六批取消和调整行政审批项目的决定》和《国务院关于取消和下放 50 项行政审批项目等事项的决定》

2004 年 6 月 29 日公布的《国务院对确需保留的行政审批项目设定行政许可的决定》（国务院令第 412 号）第 205 项涉及饮用水卫生安全的产品卫生许可予以保留。

2012 年 9 月 23 日公布的《国务院关于第六批取消和调整行政审批项目的决定》（国发〔2012〕52 号）决定取消的涉水产品卫生行政许可共 3 项，包括第 55 项水处理材料中的无烟煤、骨炭、二氧化钛、聚丙烯、聚氯乙烯、碘树脂、电解槽、电极产品卫生许可;第 56 项化学处理剂中的水解苯丙酰胺、聚二甲基二烯丙基氯化铵、硫酸铝铵(铵明矾)、pH 调节剂、灭藻剂、次氯酸钙(漂白粉)、二氯异氰尿酸钠、三氯异氰尿酸产品卫生许可;第 57 项水质处理器中的陶瓷净水器,饮用水 pH 调节器,氧化电位水发生器,除氟、除砷净水器产品卫生许可。

2013 年 7 月 13 日公布的《国务院关于取消和下放 50 项行政审批项目等事项的决定》(国发〔2013〕27 号)附件 2 第 3 项国家卫生计生委将"除利用新材料、新工艺和新化学物质生产的涉及饮用水卫生安全产品的审批"外,原卫生部负责的涉及饮用水卫生安全的产品卫生许可下放给省级卫生计生部门。

三、《生活饮用水卫生监督管理办法》

《生活饮用水卫生监督管理办法》(2016 年 4 月 17 日中华人民共和国住房和城乡建设部、中华人民共和国国家卫生和计划生育委员会令第 31 号修订)第二条规定:"该办法适用于集中式供水、二次供水单位和涉及饮用水卫生安全的产品的卫生监督管理。"

第十二条规定:"生产涉及饮用水卫生安全的产品的单位和个人,必须按规定向政府卫生计生主管部门申请办理产品卫生许可批准文件,取得批准文件后,方可生产和销售。任何单位和个人不得生产、销售、使用无批准文件的前款产品。"

第二十一条规定:"涉及饮用水卫生安全的产品,应当按照有关规定进行卫生安全性评价,符合卫生标准和卫生规范要求。利用新材料、新工艺和新化学物质生产的涉及饮用水卫生安全产品应当取得国务院卫生计生主管部门颁发的卫生许可批准文件;除利用新材料、新工艺和新化学物质外生产的其他涉及饮用水卫生安全产品应当取得省级人民政府卫生计生主管部门颁发的卫生许可批准文件。涉及饮用水卫生安全产品的卫生许可批准文件的有效期为四年。"

第二节　涉水产品生产企业卫生执法
监督内容和要求

依据国家"双随机一公开"的工作要求和年度工作计划,对涉水产品生产企业选址、生产环境与设施、生产过程、原材料和成品贮存、运输和从业人员卫生,以及产品卫生许可情况等开展监督检查。

一、涉水产品生产企业选址、设计与设施的卫生要求

1. 选址　涉水产品生产企业应选择地势干燥、水源充足、交通方便的区域。厂区周围不得有粉尘、有害气体、放射性物质和其他扩散性污染源，不得有昆虫大量孳生的潜在场所。

2. 环境保护与职业卫生　生产过程中可能产生有害气体、粉尘、噪声等污染的生产场所应有相应卫生安全和"三废"处理措施。生活饮用水化学处理剂及其他存在环境污染的生产企业应取得环境影响评价证明。存在职业病危害的，应按《中华人民共和国职业病防治法》的要求进行职业病危害因素申报，并做好相应的防护工作。

地面和墙面应采用耐腐蚀、易清洗的材料，有良好的通风装置，及时排出生产过程中的酸雾；与生产原料接触的物品应耐酸耐腐蚀；根据生产工艺及流程，在贮存、使用强酸、强碱等腐蚀性化学物品场所，应采取密封生产，在相关部位配置应急喷淋冲洗设备和规范的粉尘、废气收集处理系统，数量与规模相一致。

3. 布局与环境卫生　生产场所应根据产品特点、工艺要求和生产规模设置原辅料库、产品加工生产场所、成品库、检验室、危险品仓库等场所。涉水产品生产企业生产区、辅助生产区和生活区设置应能保证生产的连续性，做到功能分区明确，人流与物流、清洁区与污染区分开，不得交叉。厂区道路通畅，并有防止积水及扬尘的措施。

4. 生产车间　涉水产品生产企业生产车间面积应与生产规模相适应。水质处理器、水处理材料和饮水机生产应有清洗消毒间、装配间、原料间、成品库，以及配备流动水洗手设施的更衣室。生产场所通道应宽畅，保证运输和卫生安全。水处理剂的生产场所通道应设安全护栏。设参观走廊的生产场所应用玻璃与生产区隔开。生产场所的墙壁和屋顶应用浅色、防潮、防腐蚀、防霉、防渗的无毒材料覆涂。地面应平整、耐磨防滑、无毒、耐腐蚀、不渗水，便于清洗消毒。需要清洗的工作区地面应有坡度，在最低处设置地漏。生产场所微小气候应按 GBZ 1《工业企业设计卫生标准》的规定执行。附近不得有污染源。可能突然产生大量有害气体、剧毒气体、窒息性气体、易燃易爆气体的场所，应设置事故报警及通风设施。生产场所应有良好的采光及照明，采光设计按 GB/T 50033《建筑采光设计标准》3.2.8 工业建筑要求执行，照明设计按 GB 50034《建筑照明设计标准》执行。工作面混合照度不应小于 200lx，检验工作场所不应小于 540lx，其他场所不应小于 100lx。涉水产品生产用水水质及水量应满足生产工艺和卫生的要求。涉水产品生产过程中使用的生产设备、工具、管道，必须用卫生、无毒、无异味、耐腐蚀、不吸水、不变形的材料制

作,表面应光滑,便于清洗消毒。

涉水产品生产企业应有固定的生产场所和相应的生产设备,与生产非饮用水接触的设备有间隔,防止交叉污染。生产涉水产品应有专用设备,不得与其他产品生产设备(例如排水管材、非供饮用水处理、工程使用的净水、防腐、防渗车间等材料)混用。

采用紫外线消毒者,紫外线灯按 $30W/(10{\sim}15m^2)$ 设置,离地 2m 吊装。

旱厕应设在生产场所外,保持有效防护距离,并有防臭、防蚊蝇及昆虫等措施。

动力、供暖、空调机房、给排水系统和废水、废气、废渣的处理系统等辅助建筑和设施的设置应不影响生产场所卫生。

二、生产过程的卫生

1. 涉水产品生产企业的法定代表人或负责人是涉水产品卫生安全的第一责任人。涉水产品生产企业应当设立卫生管理部门或配备专职或兼职卫生管理人员。建立、完善产品生产的卫生安全保证体系。

2. 产品企业标准中应制定卫生指标并符合卫生要求。涉水产品生产企业应建立健全的检验制度,每批产品必须进行出厂检验,合格后方可出厂。

3. 涉水产品生产企业应根据产品特点开展对生产环境卫生、原材料和产品卫生安全自检。产品卫生安全的检测方法必须按有关标准进行,检测记录应完整,使用法定计量单位,不得随意涂改。

4. 生产过程应有各项原始记录(生产、检验记录),并妥善保管,保管期限不少于两年。

5. 产品标签和使用说明书应符合国家卫生计生委《涉及饮用水卫生安全产品标签说明书管理规范》(2013)并与国家或省级卫生计生行政部门批准的内容相一致,不得夸大功能宣传。

6. 需现场安装的大型水处理设备,其简体、管件、净水材料应先行清洗、消毒、干燥后使用,安装过程中严禁将污染物带入设备。设备安装调试后,经检验合格方可投入制水。

7. 生产场所不得存放与生产无关的设备、物品。

三、原材料和成品贮存、运输的卫生要求

1. 采购的原材料必须符合有关标准和规定。采购时应向供货方索取该产品的卫生许可批件或同批产品的检验合格证明,入库时应进行验收。每批原材料使用前应经过检验,不符合卫生安全要求的,不得投入使用。

2. 用于生产硫酸铝、氯化铝产品的饮用水化学处理剂生产企业不得以铝

灰等工业废料为原料,原料酸必须严格按有关产品国家标准的要求执行,禁止用废酸、工业再生酸为原料生产产品。生产生活饮用水化学处理剂与生产污水处理的水处理剂原料产品不得混放。

3. 输配水设备及防护涂料生产企业不得使用有害有毒物质为生产原料。聚氯乙烯管材管件不得使用铅盐为稳定剂,不得使用回收废品作生产原料。专门堆放给水管原料的仓库,不能与排水管原料混放。

4. 水处理器生产企业使用的原料或部件应经过卫生安全性检验或具有卫生许可批件,符合有关卫生要求才能使用。根据不同原料或部件采用不同消毒方法,以保证消毒效果。

5. 原材料与成品不得露天存放,应有与生产规模、产品特点相适应的原材料、成品和危险品仓库。原材料和成品应分开存放。

6. 原料堆放应有专门仓库,原料基本信息应用标签明示。原材料库应专人管理,按品种分类验收登记、分类分批分区贮存。同一库内不得贮存相互影响的原材料。先进先出,不符合质量和卫生标准的原材料应与合格的原材料分开,设置明显标志,防止混淆和污染。原材料贮存应隔墙离地,与屋顶保持一定距离,垛与垛之间也应有适当距离。要有通风、防潮、防尘、防鼠、防虫等措施。定期清扫,保持卫生。

7. 成品经检验合格包装后按品种、批次分类贮存于成品库中,防止相互混杂。成品库不得贮存有毒、有害物品或其他易燃易爆物品。成品堆放应隔墙离地,要便于通风,并有防尘、防鼠、防虫等措施。定期清扫,保持卫生。

8. 化学、腐蚀性、易燃易爆原料应专库贮存,按危险品仓库有关要求设计和管理。

9. 原料和成品运输应根据产品特点,选择适当的运输工具,其工具应符合有关卫生要求,避免污染产品。

四、从业人员卫生要求

1. 涉水产品生产企业应当建立卫生培训制度,组织从业人员学习相关卫生法律知识和涉水产品卫生知识,并进行考核。对考核不合格的,不得安排上岗。

2. 直接从事水质处理器(包括水处理材料和饮水机)生产的人员(包括临时工),应每年进行一次健康检查,取得预防性健康体检合格证明后方可从事涉水产品生产。凡患有痢疾、伤寒、甲型病毒性肝炎、戊型病毒性肝炎等消化道传染病的人员,以及患有活动性肺结核、化脓性或渗出性皮肤病等疾病的人员,治愈前不得从事水质处理器(水处理材料和饮水机)的生产工作。

3. 生产人员进入生产场所必须穿戴整洁,不得将个人用品带入生产场所,水质处理器(包括水处理材料和饮水机)的生产人员进入生产场所需穿清洁的工作服、帽、鞋,洗净双手。操作人员手部有外伤时不得直接接触涉水产品和原料。生产场所禁止吸烟、进食及进行其他有碍涉水产品卫生的活动。

五、涉水产品卫生许可

涉水产品应有有效的卫生许可批件,现场检查并记录产品名称、生产企业和(或)实际生产企业名称、生产批号等,包括生产企业和(或)实际生产企业的地址等相关信息应与卫生许可批件上注明的一致。

第三节 涉水产品经营、使用单位卫生执法监督内容和要求

依据国家"双随机一公开"的工作要求,对经营或使用的涉水产品卫生许可情况、标签说明书等开展监督检查。

一、涉水产品卫生许可情况

经营或使用的涉水产品应有有效卫生许可批件。2013年6月前原卫生部审批的涉水产品可在国家卫生计生委卫生和计划生育卫生监督中心网站查询核对相关信息,省级卫生计生行政部门审批的可向实际生产企业所在地省级卫生计生行政部门或卫生计生监督机构发函核查。核查产品的名称、型号及主要技术参数与卫生许可批件及其附件的内容一致。

二、涉水产品标签和说明书

经营或使用的涉水产品标签和说明书应符合《涉及饮用水卫生安全产品标签说明书管理规范》。标签和说明书应当采用中文标识,如有外文标识的,其内容应当符合国家有关法律法规及标准规范的规定。标注的计量单位应当采用国家法定的计量单位。标注的执行标准应当符合国家有关规定的要求。标注生产企业信息时,应当同时标注产品责任单位和产品实际生产企业的信息(两者相同时,不必重复标注)。进口涉水产品还应当标注原产国或地区。对储存、运输条件安全性等有特殊要求的,应当明确注明。

涉水产品标签和说明书中不得标注下列内容:
1. 明示或暗示具有防治疾病作用的内容;
2. 虚假、夸大、使消费者误解或者欺骗性的文字、图形以及与生活饮用水

无关的内容；

3．"酸性水"、"碱性水"、"活化水"、"小分子团水"、"功能水"、"能量水"、"富氧水"等内容；

4．法律法规及标准规范禁止标注的内容。

第四节　涉水产品卫生监督抽检

依据国家"双随机一公开"的工作要求，对生产、经营或使用的涉水产品开展监督抽检、采样和结果处置。

一、涉水产品监督抽检的程序

1．现场检查和采样应符合下列要求：

（1）现场检查和样品采集由两名以上卫生监督员完成，向被抽检者出示监督证件，出具相关执法文书。

（2）采集样品的种类、数量应当满足检验、留样的需要，不得超过规定的数量。采样场所应当符合抽检计划的要求。

（3）现场检查和采样方法应当符合国家有关规定。

2．被抽检单位应当配合卫生监督员开展样品采集和现场监督抽查工作，不得拒绝、妨碍监督抽检和抽查工作，并保证提供的样品真实、完整、无破损。

3．对从经营单位采集的定型包装样品，卫生计生监督机构应当在采样后以特快专递书面告知样品上标识的生产单位或进口代理商。生产单位或进口代理商应在收到告知书之日起10日内予以回复。逾期未书面回复或者逾期回复的，按照对样品的真实性无异议处理。生产单位或进口代理商在上述时限内对样品的真实性提出异议的，应提供有关书面证明材料。

4．卫生计生监督机构应当配备采样和传送工具，设置专用的留样贮存场所、设施和设备。样品应按照产品标识的保存条件进行贮存。需要封样保存的，应有防拆封措施。

5．卫生监督员应当及时将样品送检，并按照规定填写样品检验通知单。检验机构接收样品人员验收样品后，应当在样品检验通知单上签字。

6．卫生计生监督机构对不合格样品应留样至抽查结果公布后3个月。对抽检结果有异议的样品，应当根据具体情况延长留样期限。

7．检验机构应当在接收样品前作好检验准备，自收到样品之日起15日内出具检验报告。特殊情况不能如期完成的，应在接收样品时予以说明，并明确完成时间。

8. 样品检验应符合下列要求：

（1）检验方法应按照国家卫生计生委制定的国家卫生监督抽检计划中规定的要求和标准进行检验。

（2）检验报告的原始数据记录应规范、完整，并按有关管理要求保存。

（3）应同时使用标准物质进行质量控制。

（4）应对每个样品进行平行测定，并保证平行测定结果符合分析方法的误差要求，检验结果报告平均值。

（5）检验报告应当载明产品名称、生产单位名称、生产日期、规格、被采样单位、检验值。

9. 检验结果应依据国家有关法律、法规、规章、规范和标准进行判定。必要时，国家卫生计生委或省级卫生计生委可组织专家对抽检结果进行审定。

10. 省级卫生计生委应当在公布抽检的不合格产品信息前，将抽检结果告知被抽检单位。被抽检单位是经销单位的，还应将抽检结果告知该产品的生产单位或进口代理商，无法确认生产单位或进口代理商的除外。

11. 产品生产单位、进口代理商或经销单位对抽检结果有异议的，可以在收到抽检结果通知之日起 10 日内书面向承担抽检工作的省级卫生计生委或国家卫生计生委提出复检申请并申明理由。卫生计生行政部门应当在收到复检申请之日起 10 日内作出是否予以复检的决定。有下列情形之一的，不予复检：

（1）产品微生物指标超标的。

（2）留样超过保质期的。

（3）留样在正常储存过程中可能发生改变影响检验结果的。

（4）已进行过复检的。

（5）逾期提出复检申请的。

（6）样品的生产单位或进口代理商对其真实性提出异议，但不能提供有关证明文件的。

12. 省级以上卫生计生行政部门同意复检的，原则上应用留样样品进行复检。申请复检的单位应当在省级卫生计生委做出同意复检决定并告知之日起 3 日内办理检验手续。复检费用由申请复检的单位承担。

13. 复检申请人可选择原检验机构或承担此项抽检工作的其他检验机构复检，也可选择国家或省级卫生计生委指定机构进行复检。检验机构一般应在 15 天内出具检验报告。

二、采样要求

1. 生活饮用水化学处理剂抽检采样　采集持有有效卫生许可批件及同

一生产批号的产品;样品量按固体 500g、液体 500ml 以上采集,平均分成 2 份分别封装在隔绝空气、防潮的聚乙烯塑料瓶(袋)中;样品必须经封样并粘贴标签(标签内容包括样品名称、被采样单位、采样单位、采样日期等),同时将卫生许可批件复印件、产品样品采样记录以及生产企业的联系方式(地址、电话、邮编等)随样品至检验机构。

2. 生活饮用水输配水管材抽检采样 采集持有有效卫生许可批件,同一生产批号的产品,保证样品完整(未破损)和未经使用;采集同一产品中内径最小的,数量以内径 20mm 为例,应采 40m,样品截成 1m 1 根,平均分成两份(每份 1m × 20 根)分开包装;样品必须经封样并粘贴标签(标签内容包括样品名称、被采样单位、采样单位、采样日期等),同时将卫生许可批件复印件、产品样品采样记录随样品至检验机构。

3. 水处理材料及水质处理器抽检采样 活性炭和超滤膜滤芯采样需采集同一生产批号的产品 8 支,每 4 支封样并粘贴标签(标签内容包括样品名称、被采样单位、采样单位、采样日期等),饮水机和水质处理器采样需采集同一生产批号的产品 4 台,每台单独封样,同时将卫生许可批件复印件、产品样品采样记录以及生产企业的联系方式(地址、电话、邮编等)随样品至检验机构。

三、结果处置

1. 国家卫生监督抽检结果由承担抽检任务的省级以上卫生计生行政部门负责及时向社会公布。

2. 省级卫生计生委在公布具体的抽检结果时,应向各相关省份通报,同时按照规定上报国家卫生计生委。

3. 抽检结果可以通过电视、报纸、网络等形式公布。

4. 产品抽检结果公布的信息包括下列内容:

(1)产品名称。

(2)生产企业名称(如生产企业或进口代理商根据本规定第十六条对样品提出异议并有书面证明材料的,公布为"样品标示的生产企业"名称)。

(3)产品规格。

(4)产品的采样地点。

(5)产品的生产日期或批号。

(6)检验项目及判定结果。

(7)国家卫生计生委规定的其他内容。

5. 生产经营场所抽查公布的信息包括以下内容:

(1)卫生许可情况。

（2）从业人员健康和培训状况。

（3）场所卫生条件。

（4）国家卫生计生委规定的其他检查内容。

6. 各地卫生计生行政部门应对公布的国家卫生监督抽检结果涉及的违法生产经营单位依法及时进行查处，并责令生产经营单位采取下列整改措施：

（1）公告收回不合格产品。

（2）立即对企业内或在销的产品进行清理，不得继续生产销售不合格产品。

（3）其他法律法规规定的要求。

7. 不合格产品的生产单位和被抽检的经营单位应当按照卫生计生行政部门的要求进行整改，配合卫生计生行政部门开展追踪检查。

8. 对国家卫生监督抽检中发现不合格产品生产企业不在本省级行政区域内的，省级卫生计生委在进行调查处理的同时，应当将有关情况通报该生产企业所在地的省级卫生计生委，移送相关材料，提出处理意见和建议。相关省级卫生计生委应当负责组织对生产企业进行调查并在 30 个工作日内反馈和公布查处结果。

9. 对在国家卫生监督抽检中发现的情节严重的违法行为，省级卫生计生委应当于立案之日起 15 日内报告国家卫生计生委，并将查处结果汇总并在规定的时间内上报国家卫生计生委。

10. 省级卫生计生委应当逐步建立国家卫生监督抽检信息平台，确定信息报送人员，加强国家卫生监督抽检信息的收集、统计、整理、分析和报送等工作，并将此项工作纳入年度考核内容。

11. 国家卫生计生委建立国家卫生监督抽检信息平台，对各省级卫生计生委上报的国家监督抽检信息及时进行公布、分析和汇总。对发现的普遍性、严重性问题，必要时向全社会发布预警公告。

12. 根据监督检查和抽检结果，按照《传染病防治法》《国务院关于加强食品等产品安全监督管理的特别规定》《生活饮用水卫生监督管理办法》和相关法规规定依法处理。对擅自改变配方或生产工艺的产品，报批准的卫生计生行政部门进行重新审查，经重新审查确认有明显改变且涉及产品安全的，按照无证生产依法查处。对产品标签（铭牌）、说明书主要内容与批准的不一致的，责令生产企业改正。对检测不合格的产品，依法查处，同时按照《国务院关于加强食品等产品安全监督管理的特别规定》《健康相关产品国家卫生监督抽检规定》要求生产企业召回不合格产品。对产品批件未按规定及时变更的，由所在地卫生计生行政部门督促其限期办理批件变更手续，逾期未办理变更的，要依法查处。

第五节　涉水产品违法行为处置

一、涉水产品不符合国家涉水产品卫生标准与规范

涉水产品不符合国家涉水产品卫生标准与规范(微生物指标)可按《中华人民共和国传染病防治法》第七十三条第(二)项责令限期改正,没收违法所得,可以并处五万元以下的罚款;已取得许可证的,原发证部门可以依法暂扣或者吊销许可证;构成犯罪的,依法追究刑事责任。

二、无涉及饮用水卫生安全的产品卫生许可批件

涉水产品生产、销售单位和个人生产或者销售无卫生许可批准文件的涉及饮用水卫生安全的产品按《生活饮用水卫生监督管理办法》第二十七条责令改进,并可处以违法所得 3 倍以下的罚款,但最高不超过 30 000 元,或处以500 元以上 10 000 元以下的罚款。

第七章

饮用水供水单位卫生许可

第一节　饮用水供水单位卫生许可依据

一、《传染病防治法》

《传染病防治法》是开展生活饮用水卫生监督的主要法律依据。

第二十九条第一款和第二款规定："用于传染病防治的消毒产品、饮用水供水单位供应的饮用水和涉及饮用水卫生安全的产品,应当符合国家卫生标准和卫生规范。饮用水供水单位从事生产或者供应活动,应当依法取得卫生许可证。"

二、《生活饮用水卫生监督管理办法》

《生活饮用水卫生监督管理办法》第二条规定："本办法适用于集中式供水、二次供水单位和涉及饮用水卫生安全的产品的卫生监督管理。"按照卫生部卫监督发〔2005〕191号文件"卫生部关于分质供水卫生许可证发放问题的批复",明确"分质供水是集中供水的一种形式,应当属于供水单位卫生许可范围。"这个解释明确了"供水单位"的含义除行政规章中已有明文规定的集中式供水单位、二次供水单位外,还包括分质供水单位。

《生活饮用水卫生监督管理办法》第四条规定："国家对供水单位和涉及饮用水卫生安全的产品实行卫生许可制度。"

《生活饮用水卫生监督管理办法》第十六条规定："县级以上人民政府卫生计生主管部门负责本行政区域内饮用水卫生监督监测工作。供水单位的供水范围在本行政区域内的,由该行政区人民政府卫生计生主管部门负责其饮用水卫生监督监测工作;供水单位的供水范围超出本行政区域的,由供水单位所在行政区域的上一级人民政府卫生计生主管部门负责其饮用水卫生监督工作;供水单位的供水范围超出其所在省、自治区、直辖市的,由该供水单位所在省、自治区、直辖市人民政府卫生计生主管部门负责其饮用水卫生监督监测工作。铁道、交通、民航行政部门设立的卫生计生监督机构,行使卫生计生主管部门会同国务院有关部门规定的饮用水卫生监督职责。"

三、《国务院对确需保留的行政审批项目设定行政许可的决定》《国务院关于第六批取消和调整行政审批项目的决定》

根据 2004 年 6 月 29 日《国务院对确需保留的行政审批项目设定行政许可的决定》(国务院令第 412 号)第 204 项供水单位卫生许可予以保留。

根据 2012 年 9 月 23 日《国务院关于第六批取消和调整行政审批项目的决定》(国发〔2012〕52 号)附件 2 第 48 项饮用水供水单位卫生许可实施机关由县级以上地方人民政府卫生计生行政部门调整为:设区的市级、县级人民政府卫生计生行政部门。

四、《行政许可法》和《卫生行政许可管理办法》

2004 年 7 月 1 日实施的《行政许可法》是卫生行政许可设定和实施的根本依据。

卫生行政许可是卫生计生行政部门根据公民、法人或者其他组织的申请,按照卫生法律、法规、规章和卫生标准、规范进行审查,准予其从事与卫生管理有关的特定活动的行为。2004 年 11 月 17 日颁布实施的《卫生行政许可管理办法》规定了卫生行政许可申请与受理、审查与决定、听证、变更与延续、监督检查与法律责任的具体规定。

因国家卫生计生委及原卫生部未制定全国饮用水供水单位卫生行政许可规定或程序,本章内容供参考,各地在实际操作中应按照所在地省级卫生计生行政部门相关许可规定实施。

第二节　饮用水供水单位卫生许可程序及管理

目前,多数省级卫生计生行政部门制定了集中式供水单位卫生行政许可办法或规定。卫生行政许可发放属于依申请的卫生行政行为。依据《传染病防治法》第二十九条和《生活饮用水卫生监督管理办法》第四条与第七条,饮用水供水单位从事生产或者供应活动,应当依法取得卫生许可证。依据《生活饮用水卫生监督管理办法》第二十条和《国务院关于第六批取消和调整行政审批项目的决定》(国发〔2012〕52 号)附件 2 第 48 项,集中式供水单位(市政供水、乡镇供水、自建设施供水、管道分质供水单位等)卫生许可证由设区的市级、县级人民政府卫生计生行政部门按规定的管理范围发放,有效期四年。

有效期满前三十日重新提出申请换发新证。

一、集中式供水单位卫生行政许可需要提交的资料

申请人申请集中式供水单位卫生许可证的，应当提交下列资料：

1. 卫生许可证申请表。

2. 经营单位名称预先核准通知书复印件或营业执照复印件。

3. 法定代表人或者负责人职务证明和身份证复印件。

4. 水源防护规定及卫生管理规章制度。

5. 生产经营场地平面布局图、工艺流程图、卫生防护设施图和管网分布图及文字说明。

6. 直接从事供、管水的人员健康证明和卫生知识培训合格证明。

7. 供水单位所选用涉及饮用水卫生安全产品的卫生许可批件复印件及消毒药械卫生许可批件复印件(如管材、滤料、涂料、净水剂、消毒剂、净化消毒设备)。

8. 水质检验、人员、仪器设备的配备及自检情况。

9. 水源水、出厂水和管网末梢水的水质检验报告书。

10. 管道分质供水出厂水是纯水或者净水的应符合相应的卫生标准或规范。

11. 有新、改、扩建集中式供水项目的，应提交《建设项目设计卫生审查认可书》和《建设项目竣工卫生验收认可书》。

12. 卫生行政机关规定需要提供的其他资料。

申请人应当如实提交有关材料，并对材料的真实性负责，否则将承担相应的法律后果。

根据原卫生部、全国爱卫办《关于进一步加强饮用水卫生监测工作的通知》(卫监督发〔2012〕66号)的要求，对申请集中式供水单位卫生许可的，应当要求集中式供水单位提交出厂水水质全分析检测报告。对水质不符合标准的，不予批准卫生许可申请，并将情况报告同级人民政府及通报相关部门。对监督检查中发现集中式供水单位存在更换水源、改变水处理工艺等可能导致水质发生变化情况的，应当要求供水单位提交出厂水水质全分析检测报告。

二、集中式供水单位卫生许可证发放程序

根据《行政许可法》规定，卫生行政许可的程序包括：申请、受理、审查、决定四个阶段。

(一)申请

1. 公民、法人或其他组织从事集中式供水活动，依法需要取得行政许可

的,应向卫生计生行政部门提出行政许可申请。

2. 申请人到卫生计生行政部门咨询、领取或从网上下载《卫生许可证申请书》和办理须知。

(二)受理

设区的市级、县级人民政府卫生计生行政部门接到申请人的卫生行政许可申请后,受理人员需要对申请材料的完整性、合法性、规范性进行审核,并根据下列情况分别作出处理:

1. 申请事项依法不需要取得卫生行政许可的,应当即时作出不予受理的决定,并告知申请人向有关行政机关申请。

2. 申请事项依法不属于法定职权范围的,即时告知申请人不受理,出具行政许可不予受理决定书。

3. 申请材料处可以当场更正的错误的,应当允许申请人当场更正。

4. 申请材料不齐全或者不符合法定形式的,应当场或者在五日内出具申请材料补正通知书,一次告知申请人需要补正的全部内容,逾期不告知的,自发出行政许可申请材料接受凭证之日起即为受理。

申请事项属于法定职权范围,申请材料齐全、符合法定形式,或者申请人按照要求提交全部补正申请材料的,应当受理行政许可申请。

(三)审核

卫生计生行政机关对决定受理的申请,应当对申请材料的实质内容进行审查和核实,并在受理后十个工作日内指派两名以上工作人员根据《生活饮用水卫生监督管理办法》《生活饮用水集中式供水单位卫生规范》和有关规定要求,对集中式供水单位进行现场审核,填写卫生行政许可现场审核表。

(四)决定

经现场审查,申请人符合下列要求的,卫生计生行政机关应当自申请受理二十个工作日内依法作出准予行政许可的书面决定,但不含有关检测所需时间。

1. 供水水源水质符合《生活饮用水卫生标准》(GB 5749—2006)水源水质的规定。如水源水质不符合国家标准但限于条件仍需加以利用的,应采用相应的净化工艺进行处理,处理后的水质应符合要求。

2. 饮用水水源地设置有水源保护区。

3. 供水单位有水质净化消毒设施,如果水源条件许可(指只需要消毒出水就可以满足标准)可仅设有消毒设施。如为申请集中式供水单位供应的,本条上述各项可免除。

4. 供水单位有必要的水质检验仪器、设备和人员,按《生活饮用水卫生标准》和《生活饮用水集中式供水单位卫生规范》规定项目对水质进行日常性检验。日供水量 1000m³ 以下的或者饮用人口 1 万人以下的自建设施供水、小型集中式供水和管道分质供水单位,除浊度、余氯、菌落总数和总大肠菌群项目外,其余项目可委托经计量认证合格的检验机构按《生活饮用水集中式供水单位卫生规范》进行检验;

5. 直接从事供、管水的人员持有健康合格证明。

6. 出厂水和管网末梢水水质符合《生活饮用水卫生标准》。管道分质供水出厂水如是纯水或者净水的,还应符合相应的卫生标准或规范。如为申请集中式供水生产的,末梢水要求可免除。

经现场审查,不符合上述有关要求的,可以给予不超过三十日的整改期。经整改后仍达不到要求的,不予卫生许可,并退回申请。

卫生计生行政机关依法作出不予卫生许可决定的,应当书面说明理由,并告知申请人享有依法申请行政复议或者提起行政诉讼的权利。

各级卫生计生行政机关作出供水单位卫生许可决定的,应当颁发卫生许可证。卫生许可证应当载明证件名称、发证机关名称、持证人名称、行政许可事项名称、有效期、编号等内容,并加盖卫生计生行政部门印章,标明发证日期。

卫生许可证号格式一般为:(地区简称)卫水证字〔年份〕第 [所在地区编号][5 位数流水号] 号。

许可项目分别为集中式供水生产、集中式供水供应、集中式供水生产和供应、自建集中式供水、小型集中式供水和管道分质供水等。

(五)许可证变更、延续和注销

已取得卫生许可的单位因改变生产经营地址名称、许可项目、单位名称或法定代表人等情形而必须办理变更卫生许可证手续。

需要延续卫生许可的,应当在该卫生许可证有效期届满 30 日前向原发证的卫生计生行政部门提出书面申请;卫生许可证有效期届满而又没有提出延续申请的,原卫生许可证失效。逾期提出延续申请的,按新申请卫生许可证办理。

有下列情形之一的,卫生计生行政部门依法注销卫生许可证:

1. 卫生许可有效期届满未延续的。

2. 法人或者其他组织依法终止的。

3. 因不可抗力导致卫生许可行为实施没有可能或必要的。

4. 卫生许可证依法被撤销、撤回或吊销的。

5. 在卫生许可证有效期内,停止生产经营活动一年以上的。

6. 卫生许可证有效期内生产地址改变,未重新申请行政许可的。

7. 法律、法规规定的应当注销的其他情形。

第三节 集中式供水单位现场审核要求

饮用水集中式供水单位(市政供水、乡镇供水、自建设施供水等)现场审核如下内容:

水源选择与卫生防护:检查水源地卫生防护情况,是否按相关要求做好水源卫生防护工作。有无违反《生活饮用水卫生监督管理办法》第十三条的事实。

饮用水卫生管理规章制度和质量保证体系情况:检查水厂饮用水卫生管理规章制度和质量保证体系情况,检查水厂的质量保证体系是否有效运转。现场询问相应管理人员和制水人员,对其水质净化消毒过程中相关问题处理和反应能力,判断其是否按有关规章制度执行《生活饮用水集中式供水单位卫生规范》(2001)。

检查水处理及卫生设施运转情况:水处理工艺和卫生设施与申报卫生许可材料是否一致。检查水处理及卫生设施是否完善、运转情况是否正常。混凝是否达到效果,待滤水浊度情况,滤后水质情况,加氯消毒情况,查看水厂记录与实际检查内容是否一致,能否保证水处理运转正常,能够保持日常安全供水。

检查消毒产品和涉水产品相关资料:检查水厂所用消毒产品与饮用水接触材料合格供方(卫生许可批件、厂方生产条件、质量保证体系等)资料是否齐全,现场抽查涉及饮用水卫生安全产品,是否从合格供应商进货,进货后是否进行验收,有无验收记录。判断使用的材料是否卫生安全。

检查直接从事供、管水人员:直接从事供、管水人员是否经过卫生知识培训和健康体检,预防性健康体检合格证明是否在有效期,不合格人员是否及时调离,有无违反《生活饮用水卫生监督管理办法》第十一条的事实。检查不同工作岗位的从业人员,持有效专业资格证书和卫生知识培训情况,其专业水平是否可胜任相应工作。判断员工素质能否保证供水卫生安全。

水质和检验室的检查:检查检验室水质检验是否进行全过程质量控制、采样点与检验频率是否符合要求、水质检验记录是否完整清晰,档案资料是否保存完好,有无按要求上报水质资料。对出厂水水质进行现场监督检测,有无违反《生活饮用水卫生监督管理办法》第六条的事实。

检查水厂的防污染事故和应急措施:是否有防止污染措施和应急事故处理方案,污染事件报告制度是否健全。

检查输配水系统:集中式供水单位应加强管网的维修,管网渗漏率应严格控制在国家允许范围之内,其他各项应符合《生活饮用水集中式供水单位卫生规范》(2001)。

对管道分质供水单位应检查制水和消毒设备,管网设计,检验设备和人员是否符合相关卫生要求。

第四节　二次供水现场审核要求

一、设施卫生要求

1. 二次供水使用的储水设备、供水管道、防护涂料和水处理设备材质等不应污染生活饮用水,并应符合 GB/T 17219 要求。严禁使用手糊玻璃钢制作水箱或制作贮水设施衬里。

2. 处理生活饮用水使用的化学处理剂不应污染生活饮用水,并应符合 GB/T 17218 要求。

3. 与二次供水设备配套使用的水处理设备必须符合《生活饮用水水质处理器卫生安全与功能性评价规范》和《生活饮用水消毒剂和消毒设备卫生安全评价规范》(试行)的要求。

4. 二次供水设施内应清洁卫生,不应存在有碍供水卫生的杂物。

5. 二次供水设施周围应保持环境整洁,便于清洗消毒,应有良好的排水条件,设施应运转正常。

二、设施设计卫生要求

1. 储水设备设计卫生要求　容积设计依据 GB 50015 按最高日用水量的 15%~20% 确定。

储水设备应设在单独房间内,不得与消防、暖气、空调、中水等其他用水的贮水设施混用。特殊情况下与消防用水合用时,储水设备设计应保证其中水体不产生死水层,消防管道上必须加装防污止回阀确保管道内存水不得回流至饮用水箱或蓄水池。

在建筑物内的储水设备,应采用独立结构形式,不得利用建筑物的本体结构作为其壁板、底板及顶盖。储水设备顶部与屋顶的距离应大于 0.8m;外壁与建筑本体结构墙面或其他池壁之间的净距,应满足施工或装配的需要,无管道的侧面,净距不宜小于 0.7m;安装有管道的侧面,净距不宜小于 1.0m,且管道外壁与建筑本体墙面之间的通道宽度净距不宜小于 0.6m,便于储水设备的维护和检查。储水设备应有相应的透气管和罩;入孔的位置和大小要满足储水设备内部清洗消毒工作的需要。入孔应高于储水设备表面 5cm,并设有密封防蚊的盖(或门),上锁;储水设备内外应设有爬梯,便于清洗、消毒和检查。

储水设备必须安装在有排水条件的底盘上,出水管管口位置设定应保证储水设备内不产生死水层且开口不能向下。泄水管应设在储水设备的底部,阀门位置便于操作。泄水管与溢水管均不得直接与下水道连通,防止倒虹吸作用的发生。溢水管和泄水管不能相连通,各开一口。

使用无负压供水设备应确保不对管网产生负压,与市政管网连接管处必须加装防污止回装置,在稳流罐后应预留饮用水消毒设备接口。

二次供水设施应安装消毒设备,暂时不能安装消毒设备的要预留安装消毒设备的位置。

室外储水设备周围10m以内不得有渗水坑、化粪池、垃圾堆和有毒有害物品等污染源;周围2m内不得有污水管道;出(入)口应高于地面20~50cm,应设有反扣式盖并上锁;透气管应设计为便于防护的弯管并安装防护网罩。

2. 供水管道设计卫生要求　二次供水的供水管道在与市政供水或自建供水管道直接连通时必须设置不承压储水设备,不得与非饮用水管道连接,如必须连接时,应采取防污染的措施。

便池的冲洗管道不得与供水管道直接连接,须设置冲洗水箱或空气隔断冲洗阀等装置。

供水管材应保证在发生间断供水时,不造成水质污染。供水管道不得透光,以免滋生藻类,污染水质。

三、日常管理卫生要求

二次供水设施的管理部门负责二次供水设施的日常运转、维护、清洗和消毒工作,制定和落实设施卫生管理制度,并应有专职或兼职经过培训的饮用水卫生管理人员。

二次供水设施的管理部门每年应对设施进行一次以上的全面清洗、消毒和水质检验,清洗、消毒后,饮水水质经检验合格后方可供水。

发生二次供水污染事故,可能危及人体健康时,有关单位或责任人应立即采取必要措施,进行现场处置,消除污染,保证尽快向用户提供符合卫生要求的生活饮用水,并及时向当地人民政府卫生计生行政主管部门报告,协助调查和实施有关措施。

供、管水人员是否经过卫生知识培训和健康体检。

第五节 饮用水供水单位资料审核

供水单位的供水范围是否在本县（市、区）区域内的，超出本县（市、区）行政区域的，由上一级卫生计生行政机关承办卫生许可。根据2012年9月23日《国务院关于第六批取消和调整行政审批项目的决定》（国发〔2012〕52号）附件2第48项饮用水供水单位卫生许可实施机关由县级以上地方人民政府卫生计生行政部门调整为：设区的市级、县级人民政府卫生计生行政部门。

卫生许可证申请表中单位名称是否与营业执照上单位名称一致，地址与供水单位地址相符。

法定代表人或者负责人职务证明和身份证复印件与原件相符。

水源防护规定及卫生管理规章制度符合有关要求。

生产经营场地平面布局图、工艺流程图、卫生防护设施图和管网分布图及文字说明符合有关要求。

直接从事供、管水的人员健康证明和卫生知识培训合格证明复印件与原件相符。

核实供水单位所选用涉及饮用水卫生安全产品的卫生许可批件复印件及消毒药械卫生许可批件复印件的真实性。

水质检验、人员、仪器设备的配备及自检情况符合有关要求。

水源水、出厂水和管网末梢水的水质检验报告书。

有新、改、扩建集中式供水项目的，《建设项目设计卫生审查认可书》和《建设项目竣工卫生验收认可书》符合要求。

卫生计生行政机关规定需要提供的其他资料符合要求。

第八章

涉水产品卫生许可

第一节　涉水产品卫生许可依据

一、《传染病防治法》

《传染病防治法》是开展生活饮用水卫生监督的主要法律依据。

第二十九条第一款和第二款规定："用于传染病防治的消毒产品、饮用水供水单位供应的饮用水和涉及饮用水卫生安全的产品，应当符合国家卫生标准和卫生规范。"

二、《生活饮用水卫生监督管理办法》

《生活饮用水卫生监督管理办法》第二条规定："本办法适用于集中式供水、二次供水单位和涉及饮用水卫生安全的产品的卫生监督管理。"按照卫生部卫监督发〔2005〕191号文件"卫生部关于分质供水卫生许可证发放问题的批复"，明确"分质供水是集中供水的一种形式，应当属于供水单位卫生许可范围。"这个解释明确了"供水单位"的含义除行政规章中已有明文规定的集中式供水单位、二次供水单位外，还包括分质供水单位。

第四条规定："国家对供水单位和涉及饮用水卫生安全的产品实行卫生许可制度。"

第二十一条规定："涉及饮用水卫生安全的产品，应当按照有关规定进行卫生安全性评价，符合卫生标准和卫生规范要求。利用新材料、新工艺和新化学物质生产的涉及饮用水卫生安全产品应当取得国务院卫生计生主管部门颁发的卫生许可批准文件；除利用新材料、新工艺和新化学物质外生产的其他涉及饮用水卫生安全产品应当取得省级人民政府卫生计生主管部门颁发的卫生许可批准文件。"

三、《国务院对确需保留的行政审批项目设定行政许可的决定》《国务院关于第六批取消和调整行政审批项目的决定》和《国务院关于取消和下放 50 项行政审批项目等事项的决定》

2004 年 6 月 29 日公布的《国务院对确需保留的行政审批项目设定行政许可的决定》（国务院令第 412 号）第 205 项涉及饮用水卫生安全的产品卫生许可予以保留。

2012 年 9 月 23 日公布的《国务院关于第六批取消和调整行政审批项目的决定》（国发〔2012〕52 号）决定取消的涉水产品卫生行政许可共 3 项，包括第 55 项水处理材料中的无烟煤、骨炭、二氧化钛、聚丙烯、聚氯乙烯、碘树脂、电解槽、电极产品卫生许可；第 56 项化学处理剂中的水解苯丙酰胺、聚二甲基二烯丙基氯化铵、硫酸铝铵（铵明矾）、pH 调节剂、灭藻剂、次氯酸钙（漂白粉）、二氯异氰尿酸钠、三氯异氰尿酸产品卫生许可；第 57 项水质处理器中的陶瓷净水器，饮用水 pH 调节器，氧化电位水发生器，除氟、除砷净水器产品卫生许可。

2013 年 7 月 13 日公布的《国务院关于取消和下放 50 项行政审批项目等事项的决定》（国发〔2013〕27 号）附件 2 第 3 项国家卫生计生委将"除利用新材料、新工艺和新化学物质生产的涉及饮用水卫生安全产品的审批"外，原卫生部负责的涉及饮用水卫生安全的产品卫生许可下放给省级卫生计生部门。

四、《行政许可法》和《卫生行政许可管理办法》

2004 年 7 月 1 日实施的《行政许可法》是卫生行政许可设定和实施的根本依据。

卫生行政许可是卫生计生行政部门根据公民、法人或者其他组织的申请，按照卫生法律、法规、规章和卫生标准、规范进行审查，准予其从事与卫生管理有关的特定活动的行为。2004 年 11 月 17 日颁布实施的《卫生行政许可管理办法》规定了卫生行政许可申请与受理、审查与决定、听证、变更与延续、监督检查与法律责任的具体规定。

第二节　涉水产品卫生许可范围

根据原卫生部《涉及饮用水卫生安全产品分类目录（2011 年版）》和《国务院关于第六批取消和调整行政审批项目的决定》的规定，纳入涉水产品卫生许可范围的产品有以下六大类：

输配水设备，指与生活饮用水接触的输配水管、蓄水容器、供水设备、机械部件等，具体包括了管材、管件、蓄水容器、无负压供水设备、饮水机、密封止水材料。

防护材料，指与生活饮用水接触的涂料、内衬，具体包括了环氧树脂涂料、聚酯涂料（含醇酸树脂）、丙烯酸树脂涂料和聚氨酯涂料。

水处理材料，包括活性炭、活性氧化铝、陶瓷、分子筛（沸石）、锰砂、铜锌合金（KDF）、微滤膜、超滤膜、纳滤膜、反渗透膜、离子交换树脂等及其组件。

化学处理剂，指用于混凝、絮凝、助凝、消毒、氧化、pH 调节、软化等用途的生活饮用水化学处理剂，具体包括了絮凝剂、助凝剂，如聚合氯化铝、硫酸铁、硫酸亚铁、氯化铁、氯化铝、硫酸铝（明矾）、聚丙烯酰胺、硅酸钠（水玻璃）及其复配产品，阻垢剂，如磷酸盐类、硅酸盐类及其复配产品，以及消毒剂，如次氯酸钠、二氧化氯、高锰酸钾、过氧化氢。

水质处理器，包括了以市政自来水为原水的水质处理器，如活性炭净水器、粗滤净水器、微滤净水器、超滤净水器、软化水器、离子交换装置、蒸馏水器、电渗析水质处理器、反渗透净水器、纳滤净水器等；以地下水或地表水为水源的水质处理设备（净水流量 ≤ 25m³/h）；以及饮用水消毒设备，如二氧化氯发生器、臭氧发生器、次氯酸钠发生器、紫外线消毒器等。

与饮用水接触的新材料和新化学物质，指使用新材料或新化学物质制造的与生活饮用水接触的输配水设备、防护材料、水处理材料和化学处理剂。

第三节　涉水产品卫生许可程序及管理

一、许可职责

根据国家卫生计生委的相关规定，国家卫生和计划生育委员会负责利用新材料、新工艺和新化学物质生产的国产和进口涉水产品的卫生许可，省级卫生和计划生育委员会负责除利用新材料、新工艺和新化学物质生产的国产和进口涉水产品的卫生许可，省级卫生和计划生育委员会还负责指定综合监督执法机构负责生产能力审核和采封样。

根据国家卫生计生委 2013 年《关于利用新材料、新工艺和新化学物质生产的涉及饮用水卫生安全产品判定依据的通告》的规定，新材料、新化学物质是指未列入输配水设备、防护材料、水处理材料所用材料主要成分清单、未列入化学处理剂主要成分清单和未列入现行涉水产品国家卫生标准、规范的材料、化学物质，新工艺是指未列入水处理工艺清单的水质处理器水处理工艺。

二、省级涉水产品卫生许可步骤

(一)生产能力审核

生产能力审核是指通过对申请单位提交的技术资料的核对和现场审核，根据产品配方(或产品结构图)、生产工艺和生产设备清单核实实际生产企业是否具有相应产品的生产能力。生产能力审核的程序从接收材料、补充材料、接受申请、材料审核与现场审核，包括产品采封样、到最后出具书面意见，综合监督执法机构在接受申请后应及时进行现场审核，接受日期以补正资料齐全之日为准，另外在接受申请后10个工作日内出具书面意见。

有以下3种情况的需进行生产能力审核，包括：①首次申报涉水产品卫生许可批件；②已获得许可批件的涉水产品提出延续申请；③已获得许可批件的涉水产品因变更或增加实际生产现场申请变更许可批件。

涉水产品卫生许可批件申请单位包括国产涉水产品的申请单位和进口涉水产品的申请单位，其中国产涉水产品的申请单位是指申请涉水产品卫生行政许可的生产企业，委托生产的为委托方，进口涉水产品的申请单位是指进口在华责任单位，也就是进口涉水产品在中华人民共和国境内依法登记注册具有独立法人资格的产品责任单位。进口涉水产品是指在境外生产(包括加工、分装)的涉水产品。

1. **材料审核**　申请单位应向实际生产企业或在华责任单位所在地的省级卫生计生行政部门指定的综合监督执法机构提交生产能力审核申请材料，材料包括：

(1)国产(进口)涉水产品生产能力审核申请表。

(2)国产(进口)涉水产品委托采封样申请表。

(3)产品材料及配方。

(4)生产工艺简述及简图。

(5)生产设备及检验设备清单。

(6)产品标签(铭牌)、说明书。

(7)申请无负压供水设备、饮水机、水质处理器许可的，应当提交与水接触主要材料的卫生安全合格证明。

(8)产品企业标准(进口产品提交产品质量标准)。

(9)产品彩色照片(系列产品所有型号均应当提交)。

(10)委托生产的，应当提交委托加工合同。被委托方应有与委托产品同类产品的卫生许可批件。

另外，国产涉水产品生产能力审核还应提交生产厂区位置图、生产车间平面布局图、申请单位和实际生产企业的工商营业执照复印件、生产场地使用证明(房屋产权证明或租赁协议);进口涉水产品生产能力审核还应提交在华责任单位的工商营业执照复印件、生产国(地区)允许生产销售的证明文件、在华责任单位授权书、委托采封样产品进口报关单。

对生产能力审核申请资料符合要求的,综合监督执法机构应当在接受申请后及时指派 2 名以上卫生监督员进行生产能力审核和采封样。国产产品现场审核依据为《涉及饮用水卫生安全产品生产企业卫生规范》,使用的审核文书包括《输配水设备生产企业现场审核表》《化学处理剂生产企业现场审核表》《防护材料生产企业现场审核表》《小型水质处理器生产企业现场审核表》《大型水质处理器生产企业现场审核表》《大型水质处理器生产现场审核表》和《水质处理器系列产品现场确认表》。

2. 现场审核

(1)厂址选择和厂区规划:涉水产品生产企业厂址所在区域应地势干燥、水源充足、交通方便,厂区周围环境应符合卫生要求,无粉尘、有害气体、放射性物质或其他扩散性污染源,无蚊蝇等昆虫大量孳生场所。

(2)产品生产车间布局要求:产品生产车间应布局合理,符合生产工艺流程的要求,与申请提交资料中的生产布局平面图一致,生产工序衔接合理,设有原料贮存、生产、成品贮存、质检等必要的功能区,与申请提交资料中的生产布局平面图所标的面积和位置一致。生产布局中人、物流不互相影响,清洁区与污染区分开,生产场所面积类型与产品类别、工艺要求、生产规模相适应,净高一般不低于 3m,面积不小于 $100m^2$。动力、供暖、给排水系统、厕所等辅助建筑和设施不影响生产场所卫生,并保持适当的防护距离。对于一些涉水产品来说,生产车间还有特殊的要求,比如水处理剂的生产场所通道应设安全护栏,水质处理器(材料)应有与生产产品相适应的专用清洗、消毒场所和设备,水质处理器(材料)的装配(包装)区入口处应设更衣室,室内应有衣柜、鞋架等更衣设施。生产场所入口处和生产场所内适当的位置应设置流动水洗手设施,水质处理器(材料)最终产品装配(包装)区和更衣室应安装紫外线消毒装置或空气净化装置并符合卫生规范要求。

(3)生产车间卫生要求:生产车间应环境整洁,地面平整、耐磨防滑、无毒、耐腐蚀、不渗水,场所墙壁、屋顶使用浅色、防潮、防腐蚀、防霉、防渗的无毒材料覆涂,生产车间有良好的通风装置和采光照明,生产场所内不存放与生产无关的设备、物品,生产使用设备、工具、管道用卫生、无毒、无异味、耐腐蚀、不吸水、不变形的材料制作,表面光滑。生产设备专用,不与其他非涉水产品生产设备混用。水质处理器的筒体、管材、管件、水处理材料在组装前应经过清洗、消毒,需现场安装的大型水处理设备,其筒体、管材管件、水处理材料应先行清洗、消毒、干燥后使用,安装过程中严禁将污染物带入设备。设备安装调试后,经检验合格方可投入制水。此外,在贮存强酸、强碱等腐蚀性化学物品的场所应设置事故冲淋、洗眼设施。采购原材料实行索取卫生安全证明的制度,生产过程中使用的原材料与申请提交资料中提供的内容相一致。输配水设备、防护材料等产品禁止使用回收的工业下脚料作为生产原料,水处理剂原料不得使用废酸等工业下脚料作为生产原料。生产原始记录应完整。

（4）产品卫生质量控制:生产企业应有健全的卫生管理制度及检验制度,生产企业有负责产品生产卫生管理的专职或兼职人员,检验室面积与检验能力与生产规模相适应,检测设备和仪器齐全,符合申请提交资料中企业标准规定的检验项目的检验要求,检验制度和检验记录完整、清晰,符合逻辑,检验人员经专业培训合格,检验的项目和频率符合申请提交资料中企业标准的要求。

（5）产品原材料和成品储存卫生要求:生产企业应有专用的原材料、成品贮存场所,场所面积和规模与生产能力相适应,原料和成品分类贮存,标识明确,不与非涉水产品、有毒、有害物品或易燃、易爆物品共同存放。所有物品存放应隔墙离地,贮存室有通风、防潮、防尘、防虫鼠等设施。

（6）从业人员个人卫生和健康要求:直接从事水质处理器（材料）生产的人员（包括临时工）应每年进行一次健康检查,取得预防性健康体检合格证后方可从事涉水产品生产,凡患有痢疾、伤寒、病毒性肝炎、活动性肺结核、化脓性或渗出性皮肤病等疾病或病原携带者,不得从事水质处理器（材料）的生产工作。水质处理器（材料）的生产人员进入生产厂所需穿清洁的工作服、帽、鞋,洗净双手,生产人员进入生产车间应穿着整洁的工作服,并经洗手消毒,在生产过程中无吸烟、进食及其他有碍产品生产的活动。

另外,对进口涉水产品现场审核要点包括根据申请材料核实进口产品的真实性和核对现场产品与生产能力审核申请材料技术内容的一致性。

3. 涉水产品采封样　材料和生产能力审核符合要求的,卫生计生监督机构应进行产品的采封样。采集样品应符合《健康相关产品生产企业卫生条件审核规范》,采样数量及规格应符合《涉及饮用水卫生安全产品检验规定》,由申请单位保存采封样样品并送检。

采样要求包括:

（1）采集的是同一批次按所申报的生产工艺生产的产品,不能是实验室配制产品。

（2）产品包装完整,具有标签（铭牌）和说明书。

（3）生产现场有足量的样品,现场样品量不得少于最终所采样品总量的2倍（器械设备类产品除外）。

监督员根据企业需要量随机从现场存放样品中抽取足够样品,分包装封样并贴具封条,封入随样品送检的一联采样记录,如果现场审核发现生产现场或样品不符合采样条件的,监督员可拒绝采样。

采样数量和规格应依据《卫生部涉及饮用水卫生安全产品检验规定》确定,包括:

（1）管材的采样按照管径不同数量不同,采样以申报产品中管径最小的取样,样品截取长度为 1m,每根管材一端以与水接触表面相同材质材料封口,以不渗漏为准。

（2）管件的采样要求管径一致,各类型管件都应有被采到。

（3）蓄水容器的采样为 20cm×20cm×20cm 规格的 6 个模拟水箱。

（4）密封、止水材料建议规格不小于 15cm×10cm,堵漏胶以玻璃片为载体制作样品,双面涂层,均匀涂布,样片厚度应尽量薄。

（5）饮水机采样量为 4 台。

（6）化学处理剂的样品应为密封包装。

（7）防护材料的样品应为 10cm×10cm,40 块双面涂样的玻璃,另加产品最小包装 1 份。

（8）大型水质处理器如果是单一产品的话,采样 1 台,如果是系列产品的话,A 类产品采任一型号 1 台,B 类产品采最小流量的 1 台。大型水质处理器指供团体使用,体积大,不宜搬动的水质处理装置,必须同时符合下列条件,长度或宽度或高度 ≥ 200cm,重量 ≥ 100kg,一般水质处理器净水流量 ≥ 16.7L/min 或反渗透（或纳滤）水质处理器净水流量 ≥ 3L/min。

（9）小型水质处理器如果是单一产品的话,采样 7 台,如果是系列产品的话,A 类产品采任一型号 7 台,B 类产品采最小流量的 7 台加最大流量的 4 台。A 类产品是指水处理工艺相同、所用与水接触的材料材质相同、净水流量和额定总净水量相同,仅外观不同,B 类产品是指水处理工艺相同、所用与水接触的材料材质相同,但水处理单元大小不同,净水流量和（或）额定总净水量不同的涉水产品。系列产品还要求产品属同一品牌,跨型（大型、小型）产品不能作为同一系列产品申报。

监督员在进行采封样时应注意,管材、管件应采集最小口径的产品,管材在采封样时应现场切割,采用相同材质封住一端,水箱应在采封样时现场切割拼装,饮水机类产品可要求申报单位提供产品通过质量技术监督部门 3C 认证的证明,以确保产品的电器安全性能,滤芯、滤膜产品应现场打开产品确认材质,化学处理剂产品在采样时应在储存容器中,于不同深度、不同部位,分别采集每份约 100ml（液体）/100g（固体）的五份独立样品,将五份样品充分混合成约 500ml/500g 的混合样品,消毒剂产品说明书须写明杀菌有效成分及含量、产品有效期。对封样产品进行稳定性试验,验证样品是否与申报的有效期一致,水质处理器产品经检测发现技术参数,如额定总净水量、净水流量等与说明书不符时,不得随意修改已封样的产品说明书,应重新申请生产能力审核和采封样,采封样时应核对设备每个水处理部件是否与申报材料中的部件供应商一致,必要时可要求生产企业提供采购合同和发票,防护涂料应在10cm×10cm大小的玻璃片上双面涂抹,待涂料固化后封样。

（二）产品检验

涉水产品在进行检验时,各个检验项目应当使用同一生产批号的产品,对不同的产品应使用不同的标准进行卫生安全评价,其中输配水设备、水处理材料、防护涂料应符合《生活饮用水输配水设备及防护材料卫生安全评价规范》要求,水化学处理剂应符合《生活饮用水化学处理剂卫生安全评价规范》要求,一般水质处理器应符合《生活饮用水水质处理器卫生安全与功能评价规范——一般水质处理器》要求,反渗透净水器应符合《生活饮用水水质处理器卫生安全与功能评价规范——反渗透处理装置》要求,纳滤净水器应符合《饮用净水水质标准》(CJ 94)要求。

检验机构在其资质认定证书附表所列范围内开展涉水产品检验工作,不需要省级以上卫生计生行政部门认定。如果产品需进行卫生安全性检验之外的检验,可在具有相应资质的其他实验室完成。检验方法应当符合国家有关法规、规章、规范和标准的要求。

检验机构在受理样品时,应当对样品、封条及产品样品采样记录、说明书等进行检查核对,对无封条或封条破损的以及特征、性状或技术参数与说明书不一致的样品不予接收,并及时通知卫生计生监督机构重新采封样。

检验机构在规定时限内出具检验报告,检验报告应明确注明检验样品特征、性状、规格、数量和检验结论等,检验报告应附检验申请表、检验受理通知书、产品说明书、产品样品采样记录。

（三）产品许可

经生产能力审核和产品检验后,申请单位应当向实际生产企业或在华责任单位所在地省级卫生计生行政部门提出涉水产品卫生行政许可申请。首次申请时递交的申请材料包括国产（进口）涉水产品卫生行政许可申请表,省级卫生计生监督机构出具的生产能力审核意见(含审核材料),产品检验报告(附检验申请表、检验受理通知书、产品说明书、产品样品采样记录),进行技术评审的产品应当提交封样样品一件(大型水质处理器提交产品照片)。

经审核,以下情形不予批准行政许可:

（1）不符合有关法律、法规、规章、标准、规范及规定的。

（2）生产能力不符合要求的。

（3）存在安全隐患或不能提交充分的安全性评价材料的。

（4）检验结果与产品性能不符的。

（5）提交申请材料与样品、现场核查等内容不符的。

（6）提交虚假材料或者隐瞒真实情况的。

（7）其他不予许可的情形。

省级涉水产品卫生许可批件的编号格式分别为国产涉水产品（省简称）卫水字（年份）第 ××××号，进口涉水产品（省简称）卫水进字（年份）第 ××××号。批件有效期4年。延续、变更和补发的卫生许可批件沿用原卫生许可批件号，变更和补发的卫生许可批件有效期限不变。

三、涉水产品卫生许可批件管理

涉水产品卫生许可批件申请延续、变更、注销和补发的，应由批件上注明的申请单位向原发证部门提出申请。

（一）许可延续

申请延续卫生行政许可的，应当在完成生产能力审核和产品检验，并在卫生许可批件有效期届满前30个工作日之前提出申请。延续许可时需提交的申请材料包括：

1. 国产（进口）涉水产品卫生行政许可延续申请表。

2. 卫生许可批件原件。

3. 近一年内省级卫生计生监督机构出具的生产能力审核意见（含审核材料）。

4. 近一年内检验机构出具的卫生安全性检验报告（附检验申请表、检验受理通知书、产品说明书、产品样品采样记录）；大型水质处理器提交总体性能检验报告，消毒剂和消毒设备提交卫生安全性检验、总体性能检验、消毒效果检验、有效成分含量及稳定性试验报告。

当经审核，涉水产品不符合有关法律、法规、规章、标准、规范及规定或提交虚假材料的，生产能力审核不符合要求的，产品型号、材料及配方、构造、工艺、技术参数等与原批准产品不一致的或产品检验不合格的，卫生许可批件不予延续。

（二）许可变更

涉水产品卫生许可变更的情形包括：

1. 产品中文名称中的品牌被商标局批准为注册商标的，可以用已注册的商标变更产品中文名称。

2. 申请单位和实际生产企业名称和地址因机构、行政区域调整等原因改变但实际生产地未改变的。

3. 国产产品变更实际生产企业或生产地的。

4. 进口产品变更实际生产企业或在华责任单位的。

已取得卫生许可批件的国产产品跨省增加生产企业或生产地的，应当在新增生产地所在省进行生产能力审核，并向原发证机关申请变更。原发证机关应当在原卫生许可批件上增加生产企业或生产地，并抄送新增生产地所在省卫生计生行政部门。

（三）许可注销

涉水产品卫生许可批件注销的情形包括：

1. 卫生许可批件有效期届满未延续。

2. 申请单位被工商行政管理部门注销或吊销营业执照。

3. 在卫生许可批件有效期限内，申请单位提出注销申请。

4. 依法应当注销卫生许可批件的其他情形。

（四）其他

省级卫生计生行政部门应当向社会公布省级涉水产品行政许可申请对外接待时间、申请要求、申请程序、工作时限，并提供有关申请工作的咨询服务。省级卫生计生行政部门应建立省级涉水产品卫生许可信息平台，定期公布取得卫生许可批件的涉水产品目录和批准文件内容。

第九章

生活饮用水突发污染事件及应急处置

第一节　生活饮用水突发污染事件应急处置法律、法规和规章(预案)

一、相关法律、法规和规章

生活饮用水突发污染事件应急处置法律、法规和规章包括有《传染病防治法》《中华人民共和国突发事件应对法》《突发公共卫生事件应急条例》《国家突发公共卫生事件应急预案》和《生活饮用水卫生监督管理办法》。

这些法律法规规章是卫生计生行政部门开展生活饮用水突发污染事件应急处置工作的法律依据，也是在生活饮用水突发污染事件应急处置过程中采取行政控制措施的根据。在这些法律法规规章中强调各级政府相关部门和企事业单位都应根据规定制定本地区、本单位应急预案，确保生活饮用水突发污染事件应急处置工作得到人员到位、措施落实。

二、应急预案

早在 2003 年 5 月国务院发布《突发公共卫生事件应急条例》，原卫生部会同有关部门拟定了《国家突发公共卫生事件应急预案》。

(一)应急预案的定义

应急预案又称应急计划，它是在分析事件(事故)后果和应急能力的基础上，针对可能发生的突发事件，预先制定的行动计划或应急对策。

制订应急预案的目的，是保证事故发生时，能迅速、有序、有效的开展应急工作，控制或消除事故，最大限度地减少人员伤亡、财产损失和环境污染等，并在事故后尽快恢复正常的生产、生活状态。

（二）应急预案的主要内容

1. 必须对应急管理提供一个简述和必要的说明，至少应包括：简介、概念、应急执法指挥的（应急监督）组织以及相应的组织及职责。

2. 事故隐患或原因的确认和采取减缓事故后果的有效控制措施。

3. 要做好应急行动前所需要各种准备，包括人员、物资、设备、交通工具等，特别是要落实对应急人员的技能培训和实际操练演习的程序规定。

4. 要制定出切实可行的应急工作程序，如：事件的报告，完善的通讯方式，快速的交通工具等，要制定出事故现场应急行动结束后所需要采取的清除和恢复程序，既包含事故当事人的调查取证，也包括事故后果的评估和确认。

5. 突发公共卫生事件预案关注的主要内容：

（1）突发事件应急处理指挥部的组成和相关部门的职责。

（2）突发事件的监测与预警。

（3）突发事件信息的收集、分析、报告、通报制度。

（4）突发事件应急处理技术和监测机构及其任务。

（5）突发事件的分级和应急处理工作方案。

（6）突发事件预防、现场控制，应急设施、设备、救治药品和医疗器械以及其他物资和技术的储备与调度。

（7）突发事件应急处理专业队伍的建设和培训等方面的内容。

第二节 生活饮用水突发污染事件的应急处置

生活饮用水突发污染事件的应急处置是一项涉及面广，专业性强，处理难度大，资金投入量巨大的调查工作，卫生计生行政部门必须得到各级政府领导的支持、各专业部门协调配合方可以完成对生活饮用水污染事件的调查和处理。

一、前期准备工作

1. 必须记录清楚投诉、举报内容，例如：事件发生的时间、地点、分布范围、污染表现（水质改变、人群反映、病人的主要症状、发病人数等主要内容）、投诉或举报人姓名、联系方式地址和电话、被投诉的单位名称及地址、联系电话、负责人姓名等。

2. 要做好污染事故处理准备，通知两名以上卫生监督员迅速准备相应调查取证文书、检查现场水质快速检测仪器设备、应急电源（应急灯、手电等）、采样容器（至少3套）。

3. 安排车辆,通知上级领导,获得指示后立即出发赶赴现场。保持通讯畅通,随时汇报掌握的情况。

二、现场调查取证

1. 管理相对人负责人、管水员的调查取证;集中式供水单位及二次供水设施出现事件时要收集供水管网图纸或示意图或供水工艺流程图;自备水源或农村简易自来水出现事件时要向有关部门搜集水文地质资料及成井图。特别是要了解卫生部门是否对供水工程进行过设计审查和验收,有无相关资料(如:卫生部门审查意见、验收报告、水质检验结果等)。

2. 卫生监督人员要立即向相关单位负责人和当事人了解污染性质、可能原因、病人的主要临床表现、有无出现明显生命危险体征病人。投诉人或患病或受到影响居民的调查取证,重点对因污染造成健康受到影响的居民进行个案调查。

3. 对受到污染影响的供水设施及管网进行样品取证(采集水源水、管网水及末梢水设备入水、设备出水水样)同时要根据污染情况对水质进行快速检测(污染水、对照水、管网水等),初步判定污染性质和污染物质并及时采集样品,需要注意的是现场处理污染事故,水样应至少采集三份,依次为:没有被污染的饮用水、可能已经受到污染的饮用水、居民认为已被污染的水(留样)。当遇到污染范围大、污染物性质复杂、污染源一时难以查清的情况,须自水源、供水设施、管网顺序分别采样,也可按照断层布点或放射状布点法采集水样。

4. 向知情人了解水源类型、供水方式、水处理情况以及近期供水系统是否采取过清洗或停水情况。根据现场情况,开展污染源的调查、了解污染物的种类、确定污染途径和污染范围,受威胁人口、发病人数,已采取的控制措施。

5. 对居民生活质量进行调查,了解水的感官性状是否改变,是否发现异常颜色、异味及肉眼可见物等。

6. 必要时有相关部门实施对患者(或病人)的流行病学调查。

三、采取处置措施

在调查处理生活饮用水污染事件过程中,常常会遇到很多问题,难以解释。需要邀请相关专业的专家参加讨论,分析问题的症结所在,探讨事件发生的原因、调查过程中出现的疑难问题,以及事件快速解决的应急措施,主要可以采用的措施包括:

1. 停止供水,在污染事件发生后,居民的饮用水水质明显恶化,水中出现异常颜色、气味、肉眼可见物；水中有毒有害物质超过国家规定限值；微生物含量明显增高造成或有可能造成人群出现大量病人时，必须立即采取停止供水措施，切断受到污染的供水管网及设施，同时通知医疗机构积极救治病人，入户宣传防病知识。当发现饮用水污染危及人体健康，须停止使用时，对二次供水设施管理单位和管道分质供水单位应责令其立即停止供水，对集中式供水单位应会同水务部门报同级人民政府批准后，责令供水单位停止供水。

2. 处理受到污染的供水设施及管网。对已经污染的供水设施及管网进行彻底的清洗、消毒并要求管理责任单位迅速解决居民临时饮用水并及时掌握危重病人病情。

3. 恢复供水的基本要求。当对供水设施及管网采取清洗、消毒措施后，需要对管网进行冲洗，并检验所供水质待检验结果合格、人群发病情况得到控制、对人们生活环境影响消除、污染因素已经排除的前提下，恢复供水。

4. 综合整理汇总情况，向上级机关报告情况，提出拟采取措施及处理意见。一般情况下报告的正确书写应包含的内容分为：标题、上行单位名称、事件起源（时间、地点、现象等）、基本情况、调查及检测结果、事件出现的原因分析、采取的应急措施和建议、报告单位及时间的写法或者采取按：标题、上报单位、事故信息来源、基本情况概述、现场调查及样品检测结果分析、采取的预防控制措施及其效果、调查的初步印象（结论）及建议、报告单位及时间的写法。

5. 依法对污染责任单位进行查处。在现场调查取证后，对事故责任单位进行立案查处，依法履行卫生计生行政部门的职责。案件的查处一般在现场应急处置完成后。若污染事件持续时间较长，也可在处置过程中同时启动案件处罚程序。

四、生活饮用水突发污染事件的监督

生活饮用水突发污染事件的卫生监督可以分为事前监督和事后监督，各级卫生计生监督机构、卫生监督员，应该高度重视生活饮用水卫生监督与管理工作，通过开展对集中式供水单位（自来水厂、自备水源（自建供水单位））二次供水、农村简易自来水厂的日常卫生监督与管理，及早发现已经存在或将要成为的饮用水污染隐患，并督促供水设施的管理责任单位进行整改。

1. 减少或杜绝饮用水污染事件的发生　在我国最重要的预防饮用水污染事件发生就是建立完善的饮用水法律、法规及标准体系，各级政府、部门和单位严格执行国家关于生活饮用水管理的有关法律、法规及规章。各级卫生计生行政部门认真落实对从业人员的卫生知识培训工作，防止发生饮用水污

染事故,不断提高我国生活饮用水卫生的总体水平。定期或不定期利用电视、网络、广播、报纸等多种形式,对社会公众开展宣传教育,普及卫生知识,防范事故的发生和蔓延,最大限度减少人民群众的生命和财产的损失。定期组织应急预案的演练工作,有整体演练方案,有工作总结。涉及多部门的综合演练,应事先做出计划,报同级政府批准并协调实施。

2. 及时启动应急预案 事件发生后及时启动预案,充分发挥应急执法指挥职能,协调指挥相关部门和单位按照分工,采取措施控制事态的发展和局面扩大,保持社会稳定。

如果卫生监督人员能够在日常卫生监督检查工作中,积极地发现问题,查找造成饮用水的污染隐患,采取稳妥地解决措施;同时注意,当遇到突发饮用水污染事件时,沉着冷静,协调各个相关部门和单位按照职责分工积极应对突发事件就可以这样说,无论发生什么级别饮用水污染事件的状况,都能在最短的时间,最快的速度,最稳妥、有效的措施控制局面,保持社会稳定和人民群众正常的生活秩序。

第十章

生活饮用水监督采样及现场快速检测

第一节 生活饮用水水质检验的任务和意义

一、目的意义

加强对各类供水单位的卫生监督管理,采取有效控制措施控制和处置供水卫生安全隐患;科学实施生活饮用水卫生监督管理,有效保障生活饮用水卫生安全。

二、水质含义

水质,顾名思义水的质量。生活饮用水水质,是指供人生活的饮水和生活用水的质量。应符合 GB 5749—2006 中提出的基本要求,保证用户饮用安全。

三、水质指标

生活饮用水水质指标能反映生活饮用水水质状况的指标,可分为常规指标和非常规指标。常规指标:反映生活饮用水水质基本状况的水质指标;非常规指标:根据地区、时间或特殊情况需要实施的生活饮用水水质指标。

1. 水质常规指标中微生物指标 有 4 项:菌落总数、总大肠菌群、大肠埃希氏菌、耐热大肠菌群;毒理指标有 15 项:砷、镉、铬、六价铬、铅、汞、硒、氰化物、氟化物、硝酸盐氮、三氯甲烷、四氯化碳、溴酸盐、甲醛、亚氯酸盐、氯酸盐;感官性状和一般化学指标有 17 项;放射性指标有 2 项:如超过指导值,应进行核素分析和评价,判定能否饮用。

2. 饮用水中消毒剂常规指标 游离余氯(当用氯气及游离氯制剂消毒);总氯(用一氯胺消毒);臭氧(当用臭氧消毒);二氧化氯(当用二氧化氯消毒)。

3. 水质非常规指标 分为:微生物指标(2项);毒理指标(59项);感官性状和一般化学指标(3项)。

四、检验项目的选择

在一般情况下,需要检验的常规指标约为34项。但非常规指标并不是不重要或不太重要,有可能该指标反映的是当地最关键的问题,只不过当前还不是全国普遍存在的问题,非常规指标超标了,应该与常规指标超标同样对待,同样是不被许可的;常规指标并不必全部检验,如果当地采用氯气消毒,测臭氧和二氧化氯及其副产物的相关指标就没有必要检验。当使用臭氧时需检验:臭氧、溴酸盐、甲醛;当使用二氧化氯消毒时需检验:二氧化氯、亚氯酸盐;当使用复合二氧化氯消毒时需检验:二氧化氯、亚氯酸盐、氯酸盐;当水样检出总大肠菌群时,应进一步检验大肠埃希氏菌或耐热大肠菌群。

第二节 水样的采集、保存

一、采样准备

采样前应明确目的和任务,包括采样时间、采样地点、采样数量。准备好采样器材、容器、冷藏设备和交通运输工具:各种不同材质和体积的采样瓶、采样框、冷链箱、标签纸、笔、运输车辆等;用于采集微生物样品需要镊子、酒精棉或火柴;用在非龙头水(河流、湖泊、水库、泉水、井水等)的采样工具:直立式采水器、吊架、吊桶、绳子、坠子等;现场保存剂:酸、碱、亚砷酸钠、硫代硫酸钠和抗坏血酸等试剂。

二、采样容器的要求

1. 根据待测组分选择:对无机物、金属和放射性元素选有机材质聚乙烯塑料容器;对有机物和微生物选玻璃容器;生物(含藻类)选不透明的非活性玻璃容器;光敏性物质选棕色器皿;特殊项目可选化学惰性材质。

2. 材质稳定,不与待测组分反应,器壁不吸收待测组分。

3. 抗温度变化、抗震强,能严密封口,易清洗。

4. 应尽量选用细口容器。有机物和某些微生物检测不能用橡皮塞,碱性液体不能用玻璃塞。

目前常用的采样容器材质:硬质玻璃(白色和棕色)和聚乙烯。

如测定34项常规检测需准备的容器:

1. 微生物指标所用容器 500ml灭菌玻璃瓶。

2. 金属指标所用容器 500ml 聚乙烯瓶(需加保存剂)。

3. 一般理化指标所用容器 1000ml 聚乙烯瓶。

4. 挥发酚与氰化物指标所用容器 500ml 玻璃瓶(需加保存剂)。

5. 耗氧量指标所用容器 250ml 玻璃瓶(需加保存剂)。

6. 三氯甲烷和四氯化碳指标所用容器 60~100ml 密封玻璃瓶。

7. 放射性物质所用容器 10L 聚乙烯瓶。

如果采集 106 项全分析指标,适当增加采样容器。在 34 项常规所需的容器外,可以增加有机物和特殊项目的容器。如增加 1000ml 棕色玻璃瓶和 1000ml 棕色塑料瓶,需添加保存剂的还要单独增加采样瓶。

两个非常规微生物指标单独准备。因水样中的卵囊数量很少,需要浓缩较大体积的水样,采样体积取决于水样的类型,生活饮用水至少需要 100L。

三、采样点选择

1. 出厂水 集中式供水单位水处理工艺过程完成后的水,采样点应设在出厂进入输送管道以前处的出水龙头。

2. 末梢水 出厂水经输水管网送至终端(龙头)处的水。

3. 二次供水 集中式供水在入户前经再度储存、加压和消毒或深度处理,通过管道或容器输送给用户的水。采样应包括水箱(或蓄水池)进水、出水及末梢水出水口处。

4. 分散式供水 直接从水源取水,未经任何设施或仅简易设施的供水方式。采样应根据实际情况确定。

四、采样时间和频率

根据监督工作的具体要求确定采样的时间和频率,当遇到突发事件处置时酌情增加频次。

五、采样量

根据指标、测试方法、平行样检测所需样品量来确定采样体积,尽可能多些;根据现场携带的采样容器,原则上采满,除某些特殊指标除外。

六、采样方法

1. 放水 龙头采样时,先打开龙头放水数分钟,时间根据管网长短而定,目的是排出管道中原来的水中带有的沉积物。

2. 微生物采样 同一时间采集几类检测指标的水样时,优先采微生物学指标检测的水。放水结束后关闭龙头,用酒精棉对龙头进行消毒,再打开龙头。采样时应直接采不荡洗,避免手和其他物品对瓶口的玷污。瓶盖打开后保持盖口向下。

3. 理化采样　采样前应先用水样荡洗采样器、容器、塞子 2~3 次,逐一采集到容器中。如容器中已加入了保存剂的不必荡洗,油类不必荡洗。除特殊要求外,水样尽量装满容器。采集测定挥发性有机物(如三氯甲烷、四氯化碳)的应将水注满瓶并溢出数秒后盖紧盖子,保证不留有气泡。

4. 根据指标要求加入适当的保存剂。

5. 填写采样记录和标签,并粘贴采样容器上,不要贴在瓶盖上,注明水样编号或标记,采样者、采样日期、时间、地点及所加的保存剂的名称等相关信息。

6. 运输　水样采集后应立即送回实验室,如需冷藏样品,应放置冷链箱中或配备专门的隔热容器,并放入制冷剂。冬季应采取保温措施,防止样品瓶冻裂。运输中应防止震动、碰撞。

七、水样保存

1. 影响水质变化的因素　有生物因素、化学因素和物理因素。

2. 水样保存应达到减慢生物或微生物作用,减慢化合物或络合物水解,避免分解,减少挥发与容器的吸附损失。由于水样的组分、浓度和性质不同,同样的保存条件不能保证适用于所有类型的样品,在采样前应根据样品的性质、组成和环境条件来选择适宜的保存方法和保存剂。

3. 保存方法　控制 pH、加保存剂、冷藏或冷冻。(根据组分选定适宜的保存方法)。冷藏:4℃,暗处;加入保存剂:加入某种化学剂以稳定水样中的一些待测组分。保存剂不能干扰待测物,不影响待测物的浓度。如是液体,应校正体积的变化,见表 10-1。

表 10-1　采样容器和水样的保存方法及采样量

项目	采样容器	保存方式	保存时间	采样量
感官性状和物理指标(色度、肉眼可见物、浊度、pH、电导率、总硬度、溶解性总固体)	G, P	冷藏	12 小时	500ml
感官指标(臭和味)	G	冷藏	12 小时	50ml
挥发酚、氰化物	G	氢氧化钠,pH ≥ 12,如有游离余氯,加亚砷酸钠除去	24 天	500ml

续表

项目	采样容器	保存方式	保存时间	采样量
COD		每升水样加入 0.8ml 浓硫酸,冷藏	24 小时	250ml
TOC		硫酸,pH ≤ 2	7 天	50ml
无机非金属阴离子（F⁻、Cl⁻、SO₄²⁻）	P	/	14 天	50ml
氨氮、硝酸盐氮	G,P	每升水样加入 0.8ml 浓硫酸,冷藏	24 小时	500ml
亚硝酸盐氮	G,P	冷藏	24 小时	250ml
硫化物	G	每 100ml 水样加入 4 滴乙酸锌溶液(/L)和 1ml 氢氧化钠溶液(/L),暗处放置	7 天	120ml
一般金属	P	硝酸,pH ≤ 2	14 天	20ml
Cr^{6+}	G,P(内壁物磨损)	氢氧化钠,pH = 7~9	尽快测定	120ml
As	G,P	硫酸,pH ≤ 2	7 天	20ml
Ag	G,P(棕色)	硝酸,pH ≤ 2	14 天	20ml
Hg	G,P	硝酸(1+9,含重铬酸钾 50g/L),pH ≤ 2	30 天	20ml
挥发性有机物(VOC)	G	盐酸(1+10),pH ≤ 2,如有游离余氯,加抗坏血酸 0.01~0.02g	12 小时	120ml
农药类、除草剂类、酞酸酯类	G	加抗坏血酸 0.01~0.02 除去残留余氯	24 小时	2000ml
苯并 [a] 芘	G(棕色)	/	尽快测定	2000ml
甲醛、乙醛、丙烯醛	G	每升水样加入 1ml 浓硫酸	24 小时	200ml
微生物	G(灭菌)	每 125ml 水样加入硫代硫酸钠除去残留余氯)	4 小时	250ml
生物	G,P	当不能现场测定时用甲醛固定	12 小时	4000ml

八、水样采集中的注意事项

1. 由于采集不同指标的采样瓶清洗要求不同，采样瓶要严格按照要求进行清洗，确保不污染。如测定六价铬的采样瓶避免重铬酸钾清洗液的污染，测阴离子洗涤剂的采样瓶应避免用肥皂粉清洗的残留。

2. 测试指标不同，测试方法不同，保存方法也就不同，样品采集是应分类采集，先微生物后理化。

3. 微生物采样消毒很重要。采样容器必须经过高温灭菌。采集龙头水前要用75%酒精棉对龙头出水口进行消毒，顺序是先里后外。采完后立即加盖，并将无菌纸罩在瓶口上，保证运输中不被细菌污染。

4. 测定油类、BOD5、硫化物、放射性等项目单独采样。

5. 采集测定油类的水样时不能荡洗，样品应全部用于测定。

6. 采集测定光敏性物质(如银、苯并 [a] 芘等)要避光，可选用棕色瓶。

九、水样采集的质量控制

（一）目的

检验采样过程质量，放置样品采集过程中水样受到污染或发生变质的措施。

（二）质控手段

现场空白、运输空白、现场平行样、现场加标或质控样。

1. 现场空白 在采样现场以纯水作样品，按照测定项目的采样方法和要求，与样品相同条件下装瓶、保存、运输、直至送交实验室分析。

2. 运输空白 以纯水组样品，从实验到采样现场又返回实验室。运输空白可用来测定样品运输、现场处理和储存期间或由容器带来的可能沾污。每批至少有一个。

3. 现场平行样 在同等条件下，采集平行双样密码送实验室分析，测定结果反映采样与实验室测定的精密度。现场平行样占样品总量的10%以上。

4. 现场加标或质控样 取一组现场平行样，将实验室配置的一定浓度的被测物质的标准溶液，等量加入到其中一份已知体积的水样中，另一份不加标样，然后按样品要求进行处理，送实验室分析。一般控制在样品总量的10%左右。

5. 水样采集质量控制要求

（1）现场空白样、运输空白样的分析结果与实验室空白样分析之间无显著差异。

（2）重复样分析结果的精密度与实验室内平行样结果精密度应无显著

差异。

（3）不同浓度加标样品的回收率值应在可接受范围内。

第三节　生活饮用水水样检测结果的判定

水质检验按照《生活饮用水标准检验方法》（GB/T 5750—2006）执行，水质评价按照《生活饮用水卫生标准》（GB 5749—2006）执行。

GB 5749—2006 中生活饮用水基本要求：生活饮用水中不得含有病原微生物，不得危害人体健康，水中放射性物质不得危害人体健康，感官性状良好，水应经消毒处理。

生活饮用水水质应符合 GB 5749—2006 表 1 和表 3 卫生要求。集中式供水出厂水中消毒剂限值、出厂水和管网末梢水中消毒剂余量均应符合表 2 要求。

小型集中式供水和分散式供水因条件限制，水质部分指标可暂按照表 4 执行，其余指标仍按表 1、表 2 和表 3 执行。

第四节　生活饮用水现场快速检测的目的和意义

生活饮用水水质检测是生活饮用水卫生监督管理中的常用手段之一，常规方法都是要在现场采集水样后，再带回实验室进行分析，但是有时候由于被测物性质、交通、时间、实验室条件等的限制，或者是现场监督需要，用实验室的常规检验方法不太现实，必须采用一些简便、易行、准确的快速检测方法，因此在开展生活饮用水卫生监督工作时，常常就会需要应用生活饮用水现场快速检测方法来及时发现问题，预防饮水污染等危害事件的发生。

一、生活饮用水现场快速检测的目的

生活饮用水水质检测的常规手段是采样后送实验室检测，但是有的时候由于被测物性质、交通、时间、实验室条件等的限制，或者是现场监督需要，不能或不便采用实验室的常规检验方法，这时就要应用到现场快速检测方法。可见，生活饮用水现场快速检测就是在生活饮用水现场监督过程中，采用快速检测仪器，对水质卫生状况进行评价，以便为实施卫生行政行为、查明卫生安全突发事件原因以及制定对策措施等提供依据的方法，现场快速检测具备了简便、易行、准确的特点，可以用于及时发现问题、预防事故发生和快速评价水处理效果。

从适用目的来看，生活饮用水现场快速检测既可以应用在日常卫生监督执法中，也可以用在突发公共卫生事件现场处置和重大活动的卫生监督保障中，从适用对象来看，生活饮用水现场快速检测可以用在集中式供水单位、二次供水单位，也可以用在现制现售水经营单位、管道分质供水单位等各类供水单位。生活饮用水现场快速检测手段以其现场、快速的特点，为生活饮用水卫生监督提供了必要的技术支撑，为及时发现卫生安全隐患提供了一定的保障。

二、生活饮用水现场快速检测应用到的标准

现场快速检测的检测标准应符合《生活饮用水标准检验方法》（GB/T 5750—2006）的规定。对检测结果的评价则是根据被检测水样的不同，会应用到《生活饮用水卫生标准》（GB 5749—2006）、《饮用净水水质标准》（CJ 94—2005）以及相关的卫生规范，如《生活饮用水水质处理器卫生安全与功能评价规范———一般水质处理器》卫法监发〔2001〕161号附件4A和《生活饮用水水质处理器卫生安全与功能评价规范-反渗透处理装置》（卫法监发〔2001〕161号）附件4C，比如在评价反渗透水质处理器出水检测结果时要应用《生活饮用水水质处理器卫生安全与功能评价规范-反渗透处理装置》，评价纳滤水质处理器出水检测结果时要应用《饮用净水水质标准》（CJ 94—2005）。不同的水样应用不同的评价标准，需要在开展生活饮用水现场快速检测时明确。

第五节　生活饮用水现场快速检测仪器的选择

一、生活饮用水现场快速检测仪器的选择

生活饮用水现场快速检测仪器多种多样，首先应该根据检测目的、对象、被测指标以及仪器、设备的使用原理、方法以及量程等技术参数，选择符合国家检测、检验、评价标准及规范要求的仪器设备。以符合国家检测标准要求为例，有的现场快速检测仪器，可以用来检测水中的重金属指标，但这个仪器使用的检测方法不是《生活饮用水标准检验方法》（GB/T 5750—2006）规定的检测方法，那么就不能选择这台仪器进行现场快速检测。其次还要选择性能良好，符合要求的检测仪器，优先选择准确度、灵敏度、稳定性高，反应速度快，抗干扰能力强的仪器、设备。在仪器性能的选择上，还要重点关注仪器的量程、分辨率和精度。只有在测量范围内可以检测到标准限值，分辨率和精度高于标准限值一个数量级的仪器才能满足现场快速检测的要求，才能成为有效的执法工具。

除了仪器选择原则和性能要求外，还有一些其他的因素也需要被考虑。

比如说仪器的外形,应优先选择体积小、重量轻、符合人体工效学、抗震性好的仪器设备,以便现场检测人员的操作和使用,同时也能确保在突发事件处置等情况下的快速应用。还有仪器的辅助功能,比如仪器的操作性以及智能化,可以优先选择软件操作简便、智能化程度高,比如具有自动计算、换算及分析功能的,提供参数多、可外接数据存储和输出设备、有多种电源配置的仪器设备。

二、开展现场快速检测前的准备

首先要明确检测的目的。生活饮用水现场快速检测既可以用在日常抽检,也可以用在投诉举报处理、突发事件应急处置、重大活动保障等,根据不同的检测目的可能要选择不同的检测仪器,检测不同的指标,如在进行投诉举报处理时,可能就要根据投诉人的诉求,判断可能存在的水质问题,然后选择相应的检测仪器到现场开展快速检测。其次,在检测前要事先了解检测地的基本情况,比如供水形式、供水单位、给水范围等,如要对集中式供水单位出厂水进行消毒剂余量的快速检测,事先应先了解供水单位在水处理过程中使用的消毒工艺是什么,是用氯胺消毒,还是游离氯消毒,还是二氧化氯消毒,不同的消毒工艺需要检测的出厂水消毒剂余量不同,因此在选择仪器设备,包括检测用试剂也各不相同,如果事先不了解,很可能就会出现使用游离氯的试剂包来检测总氯的错误做法。因此在进行生活饮用水现场快速检测前,要确定这么几个检测要素,第一,地点,选择正确的检测点;第二,数量,要有足够的水样用于检测;第三,确定检测指标,要根据检测对象、检测目的等选择符合工作目的的指标;第四,频率,为了确保结果的准确可靠,必要的时候需要进行多次的检测。

在明确了检测目的、检测地基本情况后,在进行快速检测前还应完成检测仪器的准备。检测仪器的准备包括了仪器的有效性、仪器的校准、试剂针对性和有效性。仪器的有效性指的就是经过检定合格,符合使用要求的仪器,仪器的校准指的就是仪器经过定期校准能满足使用要求,试剂的针对性和有效性就是指根据的检测目的、检测指标、选择的仪器,来选择合适的试剂,同时试剂本身也应该在有效期内,且经过验证可以用于现场快速检测。

三、检测点的选择

检测点也就是采样点,根据检测对象的不同要选择不同的检测点,一般对于出厂水检测,采样点应设在出厂进入输送管道以前处;末梢水检测,采样点选择在输水管网的终端(用户水龙头)处;二次供水检测,采样点包括了水箱(或蓄水池)进水、出水以及末梢水。在进行现场快速检测前,必须对被测水样进行放水,使充分冲洗管道,以保证样品具有代表性。

附 录

生活饮用水相关法律文件介绍

《传染病防治法》

《传染病防治法》共九章八十条,其中十条与饮用水密切相关。十条内容明确了法定介水传染病,规定了各级政府及其卫生计生行政部门的法定职责以及失职应负担的责任,供水单位和涉水产品生产企业的法定责任以及违法应负担的责任,以及与其他有关法律、行政法规关系。

一、法定介水传染病

相关条款:第三条

(一)法定介水传染病的种类

甲类传染病 2 种,乙类传染病 25 种,丙类传染病 10 种。其中甲类的霍乱,乙类的病毒性肝炎(甲肝、戊肝)、脊髓灰质炎、细菌性和阿米巴性痢疾、伤寒和副伤寒、钩端螺旋体、血吸虫病,丙类中的感染性腹泻 8 种传染病,饮用水是其主要传播途径,可以称为介水传染病。

(二)介水传染病的定义

介水传染病是指通过饮用或接触受病原体污染的水而传播的疾病,又称水性传染病。流行原因有二:①水源受病原体污染后,未经妥善处理和消毒即供居民饮用;②处理后的饮用水在输配水和贮水过程中重新被病原体污染。地面水和浅井水都极易受病原体污染而导致介水传染病的发生。

(三)法定传染病的分类

根据传染病病种的传播方式、传播速度、流行强度以及对人体健康、对社会危害程度的不同,参照国际统一分类标准而划分的。

甲类传染病,发病率高,病死率高的烈性传染病。如霍乱。

乙类传染病,发病率较高,可引起高病死率。病毒性肝炎(甲肝、戊肝)、脊髓灰质炎、细菌性和阿米巴性痢疾、伤寒和副伤寒、钩端螺旋体、血吸虫病属此类。

丙类传染病是可对社会和人民健康造成一定影响的传染病。如感染性腹泻。

（四）法定介水传染病只是传染病中一部分

传染病的病种很多，法定病种只是其中一部分。还有诸如病毒、李斯特菌、隐孢子虫感染等数十种。随着菌毒种的变化，社会的发展，技术的进步，还会有新的传染病出现或被发现。

二、各级政府法定职责

相关条款：第十四条、第四十二条、第六十五条。

（一）应当有计划地改善饮用水卫生条件

第十四条规定各级政府应当有计划地建设和改造公共卫生设施，改善饮用水卫生条件。所谓改善饮用水卫生条件包括新建水源的选择、水源的卫生防护和水质的卫生监督与监测等，保证饮用水符合国家《生活饮用水卫生标准》。

（二）水源被病原体污染时应当采取的措施

第四十二条规定了在发生传染病暴发、流行时，当地政府应当立即采取的紧急措施。

暴发是指在局部地区，短期内突然发生多例同一种传染病病人。

流行是指一个地区某种传染病发病率显著超过该病历年的一般发病率水平。

紧急措施是在传染病暴发、流行时可采取的临时控制措施。当已经确认公共饮用水源被传染病病原体污染，为防止传染病的扩散，应当采取封闭公共饮用水源的紧急措施。

采取紧急措施时，必须同时具备三个条件：①传染病暴发、流行；②控制疫情需要采取紧急措施；③必须报上一级人民政府批准。

紧急措施解除的条件：①甲类传染病病人、病原携带者全部治愈；乙类传染病病人、病原携带者得到有效的隔离治疗；病人尸体得到严格消毒处理；②污染的物品及环境已经过消毒等卫生处理；有关病媒生物基本消除；③暴发、流行的传染病病种，经过最长潜伏期后，未发现新的传染病病人，疫情得到有效控制。

（三）政府失职所应承担的责任

第六十五条规定了政府失职所应承担的责任，包括地方各级政府失职所应承担的法律责任，政府及负有责任的主管人员的行政责任和政府负有责任的主管人员的刑事责任。

三、各级卫生计生行政部门法定职责

相关条款：第二十九条第一款、第二十九条第二款、第五十三条（四）、第五十五条、第六十六条、第七十三条。

（一）履行监督检查职责

第五十三条（四）规定县级以上人民政府卫生计生行政部门履行对饮用水供水单位从事生产或者供应活动以及涉及饮用水卫生安全的产品进行监督检查职责。主要内容是依据本法第二十九条第一款、第二十九条第二款的规定，监督供水单位取得卫生许可证后从事饮用水的生产或者供应活动，监督供水单位和涉水产品生产企业与传染病防治有关的行为，保证饮用水和涉水产品符合国家卫生标准和卫生规范。

监督检查应严格遵循本法规定的执法程序：不得少于两个卫生监督员；出示执法证件；填写卫生执法文书。有关卫生执法程序以及卫生执法文书的内容和使用方法将在其他的章节中详细介绍。

（二）发现病原体污染水源时应当采取的措施

第五十五条规定县级以上地方人民政府卫生计生行政部门在履行监督检查职责时，发现病原体污染公共水源时，应当封闭水源或集中式供水、二次供水等供水设施。同时对被病原体污染的公共水源、供水设施进行检验和消毒。经消毒，再经检验等方式证实水污染和传染病危害已经消除的情况下，应当解除控制措施。

（三）追究行政管理相对人的责任

第七十三条规定当出现供水单位供应的饮用水不符合国家卫生标准和卫生规范的情形，或出现涉及饮用水卫生安全的产品不符合国家卫生标准和卫生规范的情形，导致或者可能导致传染病传播、流行的，由县级以上人民政府卫生计生行政部门责令限期改正，没收违法所得。可以并处五万元以下的罚款；已取得许可证的，原发证部门可以依法暂扣或者吊销许可证；构成犯罪的，依法追究刑事责任。

（四）卫生计生行政部门失职所应承担的责任

第六十六条规定了卫生计生行政部门失职所应承担的责任，包括县级以上卫生计生行政部门所应承担的法律责任，卫生计生行政部门及负有责任的主管人员和其他直接责任人员的行政责任，卫生计生行政部门负有责任的主管人员和其他直接责任人员的刑事责任。

四、供水单位和涉水产品生产企业的法定责任

相关条款：第二十九条第一款、第二十九条第二款、第七十三条。

（一）饮用水和涉水产品的卫生安全规定

第二十九条第一款规定饮用水供水单位供应的饮用水和涉及饮用水卫生安全的产品，应当符合国家卫生标准和卫生规范。卫生标准是指《生活饮用水卫生标准》和《二次供水设施卫生规范》等国家强制性标准。卫生规范是指原

卫生部制定的，目前仍在执行的《生活饮用水输配水设备及防护材料卫生安全评价规范》《生活饮用水化学处理剂卫生安全评价规范》《生活饮用水水质处理器卫生安全与功能评价规范》《生活饮用水集中式供水单位卫生规范》《涉及饮用水卫生安全产品生产企业卫生规范》《生活饮用水消毒剂和消毒设备卫生安全评价规范（试行）》等。饮用水供水单位和涉及饮用水卫生安全产品生产经营企业应当按照上述标准和规范的要求从事生产经营活动。

饮用水供水单位应当包括从事公共饮用水生产或者供应活动的自来水供水单位、自建设施供水单位和二次供水设施供水单位。

涉及饮用水卫生安全产品包括用于饮用水供应、处理等有关的管材和管件、蓄水容器、防护材料、水处理材料、化学处理剂、水质处理器等产品。

（二）从事饮用水生产或者供应活动的法律规定

第二十九条第二款规定供水单位从事饮用水生产或者供应活动，应当依法取得卫生许可证。按照《国务院对确需保留的行政审批项目设定行政许可的决定》（国务院令第412号）以及《国务院关于第六批取消和调整行政审批项目的决定》（国发〔2012〕52号），由设区的市级、县级人民政府卫生计生行政部门负责实施。

（三）供水单位和涉水产品生产企业违法应承担的责任

第七十三条规定违反上述饮用水和涉水产品的法律规定，在导致或者可能导致传染病传播、流行的前提下，供水单位和涉水产品生产企业应承担相应行政责任和刑事责任。

由于饮用水的化学指标、放射性指标不符合国家卫生标准或涉水产品的化学指标超过卫生规范要求，不一定涉及传染病的问题，在追究违法单位责任时，一定要注意收集的证据应与"导致或者可能导致传染病传播、流行"有关联。比如，供水单位供应的饮用水微生物指标超标，又有事实证明其后果会直接导致或者可能导致传染病传播、流行的，供水单位应承担责任；再如，水质净化器产品的微生物指标超标，或水质消毒器产品的消毒指标不符合标准和规范，有事实证明直接造成使用者中发生或可能发生传染病传播、流行的，生产企业应承担责任。所承担责任包括行政责任和刑事责任。

（四）应该承担的行政责任包括

1. 责令限期改正，没收违法所得，可并处五万元以下的罚款　责令限期改正不是一种行政处罚，而是对正常秩序的恢复，是实施行政处罚前的补救性行政措施。没收违法所得是指行政机关根据法律、法规的规定，将当事人的非法所得强制无偿收归国有或者销毁的一种行政处罚。违法所得是指因从事违法行为而获得的金钱收入。一旦证实生产企业有本条所规定的违法情形的，即责令其限期改正，同时没收其违法所得。第二，对于一些大型企业而言，规定五万元以下的罚款处罚力度太轻,可能起到不打击违法行为的目的,还可以进一步追究其相应的民事责任,这样在经济上也可以起到惩戒违法行为人的作用。

2. 暂扣或者吊销许可证　这是一种比较严厉的处罚,行政机关对违反行政管理秩序的单位和个人依法实行暂时扣留或者取消原来发给的许可证,也就是剥夺或者暂时剥夺了当事人从事某项生产或经营活动的权利。根据 2004 年《国务院对确需保留的行政审批项目设定行政许可的决定》(国务院令第 412 号)和 1997 年建设部、卫生部共同发布的《生活饮用水卫生监督管理办法》的规定,国家对供水单位和涉及饮用水卫生安全的产品实行卫生许可制度。所以暂扣或者吊销许可证应该包括供水单位的"卫生许可证"和涉水产品的"卫生许可批准文件"。暂扣许可证可由执行监督检查职责的行政机关实施;吊销许可证应由原发证的行政机关实施。

(五)应该承担的刑事责任

依据《刑法》第三百三十条规定,违反传染病防治法,引起甲类传染病传播或者有传播严重危险的,处三年以下有期徒刑或者拘役;后果特别严重的,处三年以上七年以下有期徒刑。所构成罪名为"妨害传染病防治罪"。

五、与其他有关法律、行政法规关系

相关条款:第七十九条。

第七十九条规定传染病防治中有关饮用水内容在本法未规定的,分别适用其他有关法律、行政法规的规定。可以理解为当本法与其他相关法律有冲突时,优先适用本法。当本法没有规定,而其他相关法律有规定时,可以适用其他相关法律。

《生活饮用水卫生监督管理办法》

《生活饮用水卫生监督管理办法》我国第一部也是目前唯一一部饮用水卫生行政规章,它的基本思路是对供水各环节实行一体化法治管理。1996 年 7 月 9 日建设部、卫生部令第 53 号发布,1997 年 1 月 1 日起施行,2016 年 4 月 17 日修改并于 2016 年 6 月 1 日起施行。共分五章 31 条,第一章总则、第二章卫生管理、第三章卫生监督、第四章罚则和第五章附则。

一、立法目的、依据和管辖适用范围

相关条款:第一条、第二条。

立法目的是为保证生活饮用水卫生安全,保障人体健康;立法依据是《传染病防治法》和《城市供水条例》的有关规定;

管辖适用范围是集中式供水、二次供水单位和涉及生活饮用水卫生安全

产品的卫生监督管理。并规定凡在我国领域内的任何单位和个人均应遵守本办法。

二、行政执法主体

相关条款：第三条。

行政执法主体是各级卫生计生行政部门和建设行政主管部门。

明确规定：卫生部主管全国饮用水卫生监督工作。县级以上地方人民政府卫生计生行政部门主管本行政区域内饮用水卫生监督工作。

建设部主管全国城市饮用水卫生管理工作。县级以上地方人民政府建设行政主管部门主管本行政区域内城镇饮用水卫生管理工作。

三、实行卫生许可制度

相关条款：第四条。

提出在全国范围实行两种卫生许可制度。国家对供水单位和涉及饮用水卫生安全的产品实行卫生许可制度。

四、规定卫生计生行政部门的饮用水卫生监督职责

相关条款：第三、八、十六、十七、十九、二十、二十一、二十二、二十三、二十四、二十五、二十六、二十七条。

（一）饮用水卫生监督的职责内容

1. 主管饮用水卫生监督工作并负责饮用水卫生监督监测工作。

2. 对新、改、扩建集中式供水项目进行预防性卫生监督和饮用水水源监测评价。

3. 调查处理饮水污染事故。

4. 对供水单位、涉水产品卫生许可实施管理和卫生监督。

5. 设置饮水卫生监督员负责卫生监督具体工作。聘任饮水卫生检查员负责乡、镇卫生检查工作。

6. 追究违法供水单位、涉水产品的法律责任。

（二）饮用水卫生监督的管理范围

原则上由县级以上卫生计生行政部门负责本行政区域内的工作。

如有供水单位的供水范围超出其所在行政区域的，由所在行政区域的上一级部门负责；如供水单位的供水范围超出其所在省级行政区域的，由所在省级部门负责。

铁道等系统内设的卫生计生监督机构，行使本系统内部的饮用水卫生监督职责。

（三）饮用水污染事故的调查和处理的要求

卫生计生行政部门负责本行政区域内饮用水污染事故对人体健康影响的调查。当发现饮用水污染危及人体健康，须停止使用时，对二次供水单位应当直接责令其立即停止供水；对集中式供水单位应当会同城市建设行政主管部门报同级人民政府批准后停止供水。

如果医疗单位发现了因饮用水污染出现的病例，有责任及时向当地卫生计生行政部门及其卫生防疫机构报告。

（四）供水单位卫生许可证的发放和监管

由县以上卫生计生行政部门在其管理范围之内负责发放，有效期四年，每年复核一次。有效期满前六个月重新提出申请换发新证。取得卫生许可的供水单位，经日常监督检查，发现已不符合许可颁发条件的，原批准机关有权收回。

（五）涉水产品卫生许可批件的审批和监管

与饮用水接触的防护涂料、水质处理器以及新材料和化学物质，由省级卫生计生行政部门初审后，报卫生部复审；复审合格的产品，由卫生部颁发许可批件。其他产品，由省级卫生计生行政部门批准，报卫生部备案。进口产品，必须经卫生部审批后，方可进口和销售。取得许可批件的产品，经日常监督检查，发现已不符合许可批件颁发要求的，原批准机关有权收回。

（六）卫生监督人员的工作原则

秉公执法，忠于职守，不以权谋取私。

（七）追究违法行为的法律责任

对供水单位、涉水产品的生产或销售单位违法行为追究法律责任。方式有责令限期改进，处以一定额度范围的罚款或违法所得 3 倍以下的罚款。

五、饮用水水源卫生要求的规定

相关条款：第十三条、第十七条、第二十六条。

规定新、改、扩建集中式供水水源应做好预防性卫生监督和水源监测评价；饮用水水源地必须设置水源保护区，严禁保护区内修建危害水源水质卫生设施和有碍水质卫生的行为。如果出现破坏保护区规定的情形，卫生计生行政部门应当责令当事人限期改进，并可处以 20 元以上 5000 元以下的罚款。

六、集中式供水单位的责任

相关条款：第六、七、八、九、十、十二、十五、二十五、二十六条。

（一）卫生管理的规定

1. 供应的饮用水必须符合国家卫生标准。

2. 必须依法取得卫生许可证，方可供水。

3. 新、改、扩建供水项目应当符合卫生要求,选址和设计审查、竣工验收必须有建设、卫生行政主管部门参加。

4. 应当建立饮用水卫生管理规章制度,配备专职或兼职人员,负责饮用水卫生管理工作。

5. 必须有水质净化消毒设施及必要的水质检验仪器、设备和人员,对水质进行日常性检验,并向当地人民政府卫生计生行政部门和建设行政主管部门报送检测资料。

6. 直接从事供、管水的人员必须取得体检合格证后方可上岗工作,并每年进行一次健康检查。凡患有有碍饮用水卫生的疾病的和病原携带者,不得直接从事供、管水工作。直接从事供、管水的人员,未经卫生知识培训不得上岗工作。这里的"直接从事供、管水的人员"是指:从事净水、取样、化验、二次供水卫生管理及水池、水箱清洗人员。

7. 供水被污染,可能危及人体健康时,供水单位应立即采取措施,消除污染,并向当地卫生计生行政部门和建设行政主管部门报告。

(二)违反规定所承担的法律责任

1. 患有有碍饮用水卫生疾病的或病原携带者从事直接供、管水工作的,卫生计生行政部门应当责令限期改进,并可对供水单位处以 20 元以上 1000 元以下的罚款。

2. 供水单位出现以下情形之一:

(1)新、改、扩建供水项目未经卫生计生行政部门参加选址、设计审查和竣工验收而擅自供水的。

(2)未取得卫生许可证而擅自供水的。

(3)供应的饮用水不符合国家卫生标准的。

卫生计生行政部门应当责令限期改进,并可处以 20 元以上 5000 元以下罚款。

七、二次供水卫生管理的规定

相关条款:在第十四条、十五条、二十五条、二十六条。

规定二次供水设施选址、设计、施工及所用材料,应保证不使饮用水水质受到污染,并有利于清洗和消毒。各类蓄水设施要加强卫生防护,定期清洗和消毒。清洗消毒人员,必须经培训和健康检查,取得体检合格证后方可上岗;发现供水被污染可能危及健康时,应立即采取措施,消除污染,并报告。

如果二次供水单位出现违反上述规定造成供水水质不合格的情形,应该承担与集中式供水单位相同的法律责任。

八、涉水产品卫生管理的规定

相关条款：第十二条、二十一条、二十二条、二十七条。

规定涉水产品的生产单位和个人，必须向卫生计生行政部门申请办理产品卫生许可批件，取得批件后，方可生产和销售。任何单位和个人不得生产、销售、使用无批件的产品。取得批件的产品，经日常监督检查，发现已不符合许可要求的，原批准机关有权收回。

如果出现违法规定生产或销售无批件产品的情形，卫生计生行政部门应当责令当事人改进，并可处以违法所得 3 倍以下的罚款，但最高不超过30 000 元。如果当事人的违法所得无法查实，可处以 500 元以上 10 000 元以下的罚款。

其他饮用水卫生规范性文件

1997 年《生活饮用水卫生监督管理办法》实施以来，从原卫生部及有关司局到目前国家卫生计生委及有关司局，先后发布了一系列的有关生活饮用水规范性文件，也是进行饮用水卫生监督执法的工作依据。其中比较重要的有：

1.《卫生部关于关于加强饮用水卫生安全保障工作的通知》（卫监督发〔2005〕495 号）

2.《卫生部关于实施生活饮用水卫生标准有关问题的通知》（卫监督发〔2007〕248 号）

3. 国家技术监督局和原卫生部联合发布的《二次供水设施卫生规范》（GB 17051—1997）

4. 原卫生部《生活饮用水集中式供水单位卫生规范》（2001 年 10 月 1 日起施行）

5. 原卫生部《涉及饮用水卫生安全产品生产企业卫生规范》（2001 年 9 月 1 日起施行）

6. 原卫生部《生活饮用水输配水设备及防护材料卫生安全评价规范》（2001 年 9 月 1 日起施行）

7. 原卫生部《生活饮用水化学处理剂卫生安全评价规范》（2001 年 9 月 1 日起施行）

8. 原卫生部《生活饮用水水质处理器卫生安全与功能评价规范——一般水质处理器》（2001 年 9 月 1 日起施行）

9. 原卫生部《生活饮用水水质处理器卫生安全与功能评价规范——反渗透处理装置》（2001 年 9 月 1 日起施行）

10. 原卫生部《涉及饮用水卫生安全产品检验规定》（2001 年 10 月 1 日起

施行）

11. 生活饮用水消毒剂和消毒设备卫生安全评价规范（试行）（2005年12月1日起施行）

12. 原卫生部关于印发《省级涉及饮用水卫生安全产品卫生行政许可程序》的通知（卫监督发〔2009〕75号）

13. 原卫生部关于调整国产反渗透净水器和国产纳滤净水器卫生行政许可的通知（卫监督发〔2011〕58号）

14. 原卫生部关于印发全国城市饮用水卫生安全保障规划的通知（卫监督发〔2011〕95号）

15. 原卫生部关于加强饮用水卫生监督监测工作的指导意见（卫监督发〔2012〕3号）

16. 国家卫生计生委关于取消下放部分消毒产品和涉水产品行政审批项目的公告（2013年第1号）

17. 国家卫生计生委办公厅关于印发涉及饮用水卫生安全产品标签说明书管理规范的通知（国卫办监督发〔2013〕13号）

18. 国家卫生计生委办公厅关于进一步加强涉及饮用水卫生安全产品监管工作的通知（国卫办监督发〔2013〕14号）

19. 国家卫生计生委办公厅关于印发新消毒产品和新涉水产品卫生行政许可管理规定的通知（国卫办监督发〔2014〕14号）

20. 国家卫生计生委办公厅关于印发省级涉及饮用水卫生安全产品卫生行政许可规定的通知（国卫办监督发〔2014〕63号）

《生活饮用水卫生标准》（GB 5749—2006）

《生活饮用水卫生标准》是从保护人群身体健康和保证人类生活质量出发，对饮用水中与人群健康的各种因素（物理、化学和生物），以法律形式作的量值规定，以及为实现量值所作的有关行为规范的规定，是强制执行的国家标准，是保障饮水安全的基本技术文件与饮水安全的评判依据。因此，各级人民政府及其卫生计生行政部门、供水单位、涉水产品生产企业负有贯彻执行生活饮用水卫生标准的法定义务。

《生活饮用水卫生标准》是依法生产、销售、设计、检测、评价、监督、管理的依据，也是行政和司法部门执法、司法的依据，是我国生活饮用水法制管理的重要内容，对改善和提高我国生活饮用水水质发挥重要作用。

一、我国饮用水标准的历史沿革

我国政府对饮用水卫生安全十分重视，组织有关部门研究制定有关生活饮用水水质卫生标准,并根据我国国情多次发布与修订,逐步发展与完善,并与国际接轨。

新中国成立后第一部生活饮用水标准《自来水水质暂行标准》于 1955 年 5 月发布,在北京、天津、上海等 12 个城市试行。1956 年 12 月,发布了《饮用水水质标准》(草案)。1959 年 11 月,发布《生活饮用水卫生规程》。1976 年 12 月,发布 TJ20—76《生活饮用水卫生标准》(试行)。1985 年 10 月,GB 5749—1985《生活饮用水卫生标准》发布,规定水质指标 35 项,包括感官指标、理化指标、毒理指标、放射性指标、微生物指标、消毒指标。同时颁布了 GB 5750—1985《生活饮用水标准检验方法》。

随着我国经济建设的发展,GB 5749—1985《生活饮用水卫生标准》中的一些技术要求已经不相适应,2000 年卫生部开始组织制定《生活饮用水卫生规范》,2001 年 6 月颁布,水质指标扩至 96 项,其中常规指标 34 项,非常规指标 62 项。另提出 64 项饮用水源水中有害物质的限值。

2006 年 12 月 29 日,由卫生部、国家标准化管理委员会联合颁布了 GB 5749—2006《生活饮用水卫生标准》,2007 年 7 月 1 日实施。该标准提出了 106 项水质指标,对水源水质、生活饮用水水质、集中式供水单位、二次供水单位、涉及饮用水卫生安全产品提出技术要求,并对水质监测及水质检验方法作出规定。同时颁布了 GB/T 5750—2006《生活饮用水标准检验方法》,提出 147 项检验指标,302 个检验方法。

二、《生活饮用水卫生标准》修订的背景和过程

《生活饮用水卫生标准》GB 5749—1985 颁布于 1985 年,该标准的颁布对提高和保障生活饮用水的卫生安全发挥了重大作用。20 年来,随着我国经济快速发展,水环境也受到了一定程度的污染,据 2004 年中国环境状况公报的数据,我国年废水排放量已高达 482.4 亿吨,其中工业废水排放量为 221.1 亿吨,生活污水排放量为 261.3 亿吨。环境水体中除了传统的无机污染物(如重金属、氰化物、氟化物、砷化物、亚硝酸盐)之外,有机污染也日益突出。环境水体的恶化直接威胁着水源地的水质质量,对人体健康造成一定的威胁。在这种情况下,1985 年颁布的标准已经明显不适应我国社会经济和技术发展水平,需要加以完善来保障人民群众饮用水的安全。同时,随着世界范围内对生活饮用水研究领域的不断扩展,对各种化学物质健康影响研究的不断深入,水质检测设备和检测技术的日益完善,检测方法灵敏度的大幅提高,一些国际组织和发达国家的饮用水水质标准有了较大发展,确定限值的化学物质数量迅速增加,特别是有机化合物和农药,同时指标限值更加严格。我国加入 WTO 后,《生活饮用水卫生标准》与国际接轨成为必然趋势,因此修订《生活饮

用水卫生标准》，统一饮水安全评价依据势在必行。

《生活饮用水卫生标准》关系到广大人民群众的身体健康，直接涉及的管理部门包括环保、水利、建设、卫生等。经过一年多的共同努力，众部门共同参与完成了此次标准的修订工作。

2005年5月27日国家标准化管理委员会根据国务院办公厅《关于加强饮用水安全保障工作的通知(国办发〔2005〕45号)》精神组织召开了生活饮用水系列标准研讨会，会议决定修订《生活饮用水卫生标准》，由卫生部牵头组织完成此次修订任务。2005年7月，卫生部委托中国疾病预防控制中心环境与健康相关安全所负责组织修订《生活饮用水卫生标准》，并于2005年9月在北京召开了第一次《生活饮用水卫生标准》修订工作研讨会并成立标准修订工作组。工作组由卫生部、建设部、水利部、国家环境保护总局推荐专家组成。参加起草单位有广东省卫生监督所、浙江省卫生监督所、江苏省疾病预防控制中心、北京市疾病预防控制中心、上海市疾病预防控制中心、中国城镇供水排水协会、中国水利水电科学研究院、国家环境保护总局环境标准研究所。工作组经过一年多的努力，于2006年4月完成标准送审稿。2006年12月29日，修订后的标准由卫生部、国家标准化管理委员会联合发布，2007年7月1日实施。

三、新版标准的特点

1. 加强了对水质的要求　新标准水质指标项目由原标准的35项增至106项，增加了71项，修订了8项。其中，微生物指标由2项增加至6项，增加了大肠埃希氏菌、耐热大肠菌群、贾第鞭毛虫和隐孢子虫，修订了总大肠菌群；饮用水消毒剂由1项增加至4项，增加了一氯胺、臭氧、二氧化氯；毒理指标由15项增至74项，感官性状和一般理化指标由15项增至20项。另外，由于氯胺、臭氧、二氧化氯等消毒剂在一些水处理工艺使用，新标准增加了对这些消毒剂余量及其副产物的要求。一些对健康危害大，原标准偏宽的如铅、砷、镉、四氯化碳等指标限值从严修订。标准中水质指标的选择和限值的确定是经过人体流行病学调查和动物毒理学试验研究而得来的，具有科学性和严谨性。新标准还增加了资料性附录，另外列出了28项水质参考指标及限值，其中微生物指标2项，无机物指标2项，有机物指标24项。当饮用水中含有这些指标时，可参考资料性附录指标限值进行评价。

2. 统筹考虑了城乡饮用水卫生问题　新标准统筹考虑城乡饮用水卫生问题，将城乡饮水安全的要求纳入同一个标准中，新标准适用于城乡各类集中式供水和分散式供水。新标准颁布之前，我国农村饮水一直参照《农村实施〈生活饮用水卫生标准〉准则》进行水质评价，此次修订中将标准适用范围扩大至城乡。但由于我国地域广大，城乡发展不均衡，乡村地区受经济条件、水源及水处理能力等限制,实际尚难达到与城市相同的饮用水水质要求。本着以人为本和实事求是的原则,新标准一方面在城乡统一饮用水水质要求,另一方面对农村日供水在 1000m³ 以下(或供水人口在 1 万人以下)的集中式供水和分散式供水采用过渡办法,在保证饮用水安全的基础上,现阶段暂时对 3 项有安全保证的毒理学指标、1 项微生物指标及 10 项感官性状和一般性理化指标适当放宽,改变了以往城乡执行不同饮水水质标准的局面。

3. 与国内相关标准协调一致 饮水安全保障是一项系统工程,水源保护、水质处理、饮水监督监测等各个环节缺一不可。因此标准采纳了 9 个与本标准内容有关的国家标准或行业标准、规范,涉及饮用水水源水质、二次供水、涉水产品、供水单位的卫生要求与水质监测等,使标准的内容与现有标准不重复,且协调一致。

4. 实现饮用水标准的国际接轨 根据我国社会经济发展水平、检验技术能力等条件,依据标准制定或者修订可等同、修改或参照采用国际标准和国外先进标准的原则,本次修订工作主要参考了世界卫生组织《饮用水水质准则》(2004)及补充本(2006)、欧盟《饮用水水质指令》(1998)、美国《国家饮用水水质标准》(2004)、俄罗斯国家饮用水卫生标准(2002)和日本饮用水水质基准(2004)。由于各地区生活饮用水水质和水处理工艺存在差异,新标准选择了较多项目以尽可能涵盖不同情况,一方面力求与国际标准发展趋势保持一致,另一方面结合我国现状,反映我国实际问题。

四、修订前后及国内外饮用水卫生标准的比较

附表 1 列举了修订前后指标分类与指标数量比较。

附表 1 GB 5749 修订前后指标数量比较

指标类别	GB 5749—2006	GB 5749—1985
生物学指标	6	2
消毒剂	4	1
毒理学指标	74	15
无机化合物	21	10
有机化合物	53	5
感官性状和一般理化指标	20	15
放射性物质	2	2
总计	106	35

五、《生活饮用水卫生标准》内容

(一)范围

GB 5749—2006《生活饮用水卫生标准》是强制性国家标准。为保证生活饮用水的安全性,本标准规定了生活饮用水水质卫生要求,对可能存在的主要污染指标提出允许限值;为使集中式供水能符合本标准要求,对可能影响供水水质的主要环节做出相应规定,提出生活饮用水水源水质要求、集中式供水单位卫生要求、二次供水卫生要求、涉及饮用水卫生安全产品卫生要求等;同时对水质监测和水质检验方法提出原则性要求。

本标准适用于城市和农村范围内所有供水方式的生活饮用水,即集中式供水和分散式供水都应符合本标准的规定。集中式供水中既包括市政供水,也包括企业或单位的自建设施供水。

(二)规范性引用文件

为保证终端生活饮用水的质量,本标准对可能影响水质的重要环节提出了相应卫生要求。本标准共引用了九项国家标准、行业标准或卫生规范,并注明"下列文件中的条款通过本标准的引用而成为本标准的条款"。

(三)术语和定义

1. 生活饮用水 供人生活的饮水和生活用水。既包括喝的饮水,也包括刷牙、洗菜、做饭的用水。

2. 集中式供水 自水源集中取水,通过输配水管网送到用户或者公共取水点的供水方式,包括自建设施供水。为用户提供日常饮用水的供水站和为公共场所、居民社区提供的分质供水也属于集中式供水。

3. 二次供水 集中式供水在入户之前经再度储存、加压和消毒或深度处理,通过管道或容器输送给用户的供水方式。

4. 小型集中式供水 农村日供水在$1000m^3$以下(或供水人口在1万人以下)的集中式供水。

5. 分散式供水 分散居户直接从水源取水,无任何设施或仅有简易设施的供水方式。

6. 常规指标 能反映生活饮用水水质基本状况的水质指标。

7. 非常规指标 根据地区、时间或特殊情况需要实施的生活饮用水水质指标。

《生活饮用水水质卫生规范》(卫生部 2001)中首次使用了"常规检验指标和非常规检验指标"的提法。《城市供水水质标准》(CJ 206—2005)中也使用了这种分类方式。我国地域广阔,各地自然条件和经济水平相差很大,本标准为了全面反映全国范围的饮用水水质问题,收录的指标数量较多。但对一个地方而言,所有指标都超标的情况鲜见,因而将指标进行分类。将反映生活饮用水水质基本状况的水质指标界定为常规指标,这些指标的检出率比较高;非常规指标的实施项目和日期由省级人民政府根据当地实际情况来确定;全部指标最迟于 2012 年 7 月 1 日实施。需要注意的是,非常规指标和常规指标具有同样的法律地位,同样不允许超过标准限值要求。

（四）生活饮用水水质卫生要求

生活饮用水应经过消毒处理,不得含有病原微生物、饮用水中化学物质和放射性物质不得危害人体健康,同时还要保证饮用水的感官性状良好。生活饮用水水质应符合表 1 和表 3（指《生活饮用水卫生标准》中表格编号,本教材略,下同）卫生要求。集中式供水出厂水中消毒剂限值、出厂水和管网末梢水中消毒剂余量均应符合表 2 要求。小型集中式供水和分散式供水因条件限制,水质部分指标可暂按照表 4 执行,其余指标仍按表 1、表 2 和表 3 执行。

当发生影响水质的突发性公共事件时,经市级以上人民政府批准,感官性状和一般化学指标可适当放宽。

当饮用水中含有附录 A 表 A.1 所列指标时,可参考此表限值评价。

表 1 和表 2 对水质常规指标及限值进行了规定,包括水质指标 42 项;表 3 对水质非常规指标及限值进行了规定,包括水质指标 64 项,常规和非常规指标共计 106 项。表 1 和表 2 中所规定指标的实施日期为 2007 年 7 月 1 日;表 3 中所规定指标的实施项目和日期由省级人民政府根据当地实际情况确定,并报国家标准化管理委员会、建设部和卫生部备案,从 2008 年起三个部门对各省非常规指标实施情况进行通报,全部指标最迟于 2012 年 7 月 1 日实施。常规指标和非常规指标的分类情况参见表 4-2。

附表 2 规定了几种常用消毒剂的与水接触时间、出厂水中限值、出厂水中余量和管网末梢水中余量等几项要求。饮水消毒效果的主要影响因素是消毒剂浓度和与水接触时间,饮用水的 pH 值和温度也会产生一定影响。常用消毒剂中氯气和氯胺的应用范围最广,应用时间最长,积累的经验最多,依据表 2 规定执行,在绝大多数情况下能保证安全。因使用时间较短,臭氧和二氧化氯用于饮用水消毒的经验尚不充分,标准中的限值规定主要参考美国 EPA 和重庆地方标准 DB 50/2—1997《二氧化氯消毒生活饮用水卫生标准》中的有关要求。

附表2　水质指标的分类

指标类别	指标数量	
	常规指标	非常规指标
生物学指标	4	2
消毒剂	4	—
毒理学指标	15	58
感官性状和一般理化指标	17	4
放射性物质	2	—
合计	42	64

（五）部分水质指标简介

1. 菌落总数　水中菌落总数可作为评价水质清洁程度和考核净化效果的指标。历来我国饮用水标准中均规定菌落总数（原称细菌总数）指标，并已积累大量数据。根据调查，我国各地出厂水的水质只要认真进行净化和消毒，都能达到此标准要求，修订后仍保留此项指标。

在国外，部分国家的饮用水标准也规定菌落总数指标，而另一些国家无此项规定。我国饮用水卫生标准规定菌落总数限值为每毫升水样不超过100CFU（菌落单位）。

菌落总数增多说明水体已被污染，但不能说明污染来源，也不能说明该水体传播传染病的风险程度。因此，必须结合总大肠菌群来判断水质污染的来源和安全程度。

2. 总大肠菌群　总大肠菌群是评价饮用水卫生质量的重要微生物指标之一。总大肠菌群系一群在37℃培养24小时至48小时能发酵乳糖、产酸产气的革兰阴性无芽孢杆菌。总大肠菌群主要来自人和温血动物粪便，还可能来自植物和土壤，一般来说，总大肠菌群能够指示肠道传染病菌存在的可能性，但它不是专一的指示菌。《生活饮用水卫生标准》中规定，每100ml水样中不得检出总大肠菌群。

如果在水样中检出总大肠菌群，则应再检验大肠埃希氏菌或耐热大肠菌群以证明水体是否已经受到粪便污染；如果水样中没有检出总大肠菌群，就不必再检验大肠埃希氏菌或耐热大肠菌群。

3. 色度　清洁的饮用水应该没有可觉察的颜色。土壤中存在的腐殖质成分常使水带有黄色，低铁化合物使水呈现淡绿蓝色，高铁化合物使水现黄色。不论是天然存在的物质还是污染产物，都会严重影响水的颜色。受工业废弃物污染造成的颜色是多种多样的。原水呈现颜色可能最先指示出有害成分的存在。当饮用水出现明显颜色时,应该对颜色来源调查清楚。

本标准规定的饮用水色度的限值为 15 度(真色单位)。此限值是根据大多数人对此饮用水色度不会觉察出有色,即可为大多数人所接受。色度单位是用铂和钴的化合物配制的溶液作为标准溶液表示的。铂钴色度单位是国际普遍采用的表示方法。

将水放在玻璃杯中,大多数人能够觉察大于 15 真色单位(TCU)的颜色,低于 15TCU 的水通常可为消费者所接受,但可接受性的差别可能很不同。高色度也可以指示消毒过程中产生了高浓度副产物。水的色度不能直接与健康影响联系,世界卫生组织没有建议饮用水色度的基于健康的准则值。

4. 浑浊度　饮用水浑浊度是由水源水中悬浮颗粒物未经适当滤除,或者是配水系统中沉积物重新悬浮起来而形成的。也可能来自某些地下水中存在的无机颗粒物或是配水系统中生物膜的脱落。浑浊度小于 5NTU 的水外观通常可为消费者所接受,但也随各地环境条件而异。

颗粒物在饮用水消毒时会保护微生物并刺激细菌生长。在所有情况下,水在消毒时,浑浊度必须是低的,这样才能有良好消毒效果。浑浊度对消毒有效性的影响很大。

浑浊度还是饮用水净化过程中的一个重要操作控制参数,它能指示处理过程,特别是絮凝、沉淀、过滤以及消毒各种处理过程中的质量问题。

没有浑浊度与健康直接相关数据,然而在理想情况下,浑浊度应尽可能地低。为了更好地消毒,浑浊度的中位数最好能低于 0.1NTU。

本标准规定饮用水中浑浊度的限值为 1 NTU,水源与净水技术条件限制时为 3NTU。这是总结了我国水厂在大部分时间里,供水的浑浊度能达到 1NTU 以下;只是在某些洪水期间或者冬季水温过低影响絮凝过滤效果时,供水难以保证 1NTU,此时允许供水的浑浊度为 3NTU。

NTU 是散射浑浊度单位的英文名称的缩写。散射浑浊度是指光束在水中悬浮颗粒物表面产生散射现象,并测定在正角方向收集的光束强度来定量。散射浑浊度标准物是用化学合成的。这套标准物质和散射浑浊度测定方法是现在国际上公认的方法。

5. pH　虽然 pH 通常对消费者的健康没有直接影响,但它是操作上最重要的水质参数之一。在水处理的所有阶段都必需谨慎控制 pH,以保证水的澄清和消毒取得满意结果。为有效进行加氯消毒,pH 最好低于 8。然而,较低 pH 的水对金属管道和容器有腐蚀性,进入配水系统的水的 pH 必须加以控制,使其对主管道和家庭内水管的腐蚀性最小。碱度和钙可以使水的稳定性提高以控制水对管道和设备的侵蚀。如果不能将腐蚀作用降至最低,则腐蚀产生的物质可能使饮用水受到污染,并对水的味道和外观有负面影响。不同的供水系统由于水的成分和用于配水系统的材料性质不同,对适宜 pH 也有不同要求,通常的范围是 pH 6.5~8.0。特殊高或低的 pH 可能是由于意外泄漏,发生处理事故以及管道的水泥砂浆内衬养护不够,或当水的碱度很低时应用了水泥砂浆内衬。

水的 pH 在 6.5~9.5 的范围内并不影响人的生活饮用和健康,世界卫生组织没有提出 pH 的基于健康的准则值。

水在净化处理过程中,由于投加混凝剂和石灰等,可使水的 pH 值下降或升高,但过低可腐蚀管道,影响水质,过高又可析出溶解性盐类并降低消毒效果。根据我国多年来的供水实际情况,其上限很少超过 8.5。故规定饮用水的 pH 为 6.5~8.5。

6. 耗氧量(COD_{Mn}) 耗氧量也有称化学需氧量(锰法),表示为 COD_{Mn},也有称为高锰酸钾指数。

耗氧量是指水样在规定的氧化剂和氧化条件下的可氧化物质总量,并以消耗的氧表示之。耗氧量是一个规定条件下的可氧化有机物的相对总量指标,必须在统一的方法之下才有可比较的意义。本标准规定的氧化剂是高锰酸钾,氧化条件是在强酸性溶液中 100℃ 水浴 30 分钟。耗氧量是指可氧化物总量,因而可氧化的无机物也被测入。在天然水中可氧化的无机物一般较少,测定结果大体上反映水样中有机污染物的总量。由于水中有机物种类很多,各种有机物的可氧化程度相差很大,因而耗氧量测定结果不能说明测定的是水中何种有机物,或者有多大比例已被氧化。耗氧量这项指标不大适用于工业废水的测定。

标准中规定耗氧量的限值 3mg/L 是一个经验数值,没有实验证明超过此限值会对健康造成影响。根据全国饮用水水质调查(1986)和全国肿瘤死亡回顾调查(1973),对具有水中耗氧量资料和消化道肿瘤死亡资料的 2072 县进行了相关性分析,结果表明,饮水耗氧量与肝癌与胃癌死亡率之间有非常显著的相关关系,表示饮用水的有机污染可能是这些消化道癌症死亡的原因之一。江苏启东和广西的肝癌病因研究也报道了类似的结果。

在实际工作中,耗氧量在反映饮用水有机污染的总体水平是一项易于操作、比较实用的指标。

其他标准规范

一、《地表水环境质量标准》(GB 3838—2002)

采用地表水作为生活饮用水水源时,应符合《地表水环境质量标准》(GB 3838—2002)的要求。

《地表水环境质量标准》(GB 3838—2002)按照地表水环境功能分类和保护目标,规定了水环境质量应控制的项目及限值,以及水质评价、水质项目的分析方法和标准的实施与监督。适用于江河、湖泊、运河、渠道、水库等具有使用功能的地表水水域。具有特定功能的水域,执行相应的专业用水水质标准。

本标准依据地表水水域环境功能和保护目标,按功能高低依次划分为五类:

Ⅰ类 主要适用于源头水、国家自然保护区。

Ⅱ类 主要适用于集中式生活饮用水地表水源地一级保护区、珍稀水生生物栖息地、鱼虾类产卵场、仔稚幼鱼的索饵场等。

Ⅲ类 主要适用于集中式生活饮用水地表水源地二级保护区、鱼虾类越冬场、洄游通道、水产养殖区等渔业水域及游泳区。

Ⅳ类 主要适用于一般工业用水区及人体非直接接触的娱乐用水区。

Ⅴ类 主要适用于农业用水区及一般景观要求水域。

对应地表水上述五类水域功能,将地表水环境质量标准基本项目标准值分为五类,不同功能类别分别执行相应类别的标准值。

将标准项目分为:地表水环境质量标准基本项目、集中式生活饮用水地表水源地补充项目和集中式生活饮用水地表水源地特定项目。地表水环境质量标准基本项目适用于全国江河、湖泊、运河、渠道、水库等具有使用功能的地表水水域;集中式生活饮用水地表水源地补充项目和特定项目适用于集中式生活饮用水地表水源地一级保护区和二级保护区。集中式生活饮用水地表水源地特定项目由县级以上人民政府环境保护行政主管部门根据本地区地表水水质特点和环境管理的需要进行选择,集中式生活饮用水地表水源地补充项目和选择确定的特定项目作为基本项目的补充指标。

本标准项目共计 109 项,其中地表水环境质量标准基本项目 24 项,集中式生活饮用水地表水源地补充项目 5 项,集中式生活饮用水地表水源地特定项目 80 项。

二、《地下水质量标准》(GB/T 14848—93)

采用地下水作为饮用水水源时,应符合《地下水质量标准》(GB/T 14848—93)的要求。

本标准规定了地下水的质量分类,地下水质量监测、评价方法和地下水质量保护。适用于一般地下水,不适用于地下热水、矿水、盐卤水。

依据我国地下水水质现状、人体健康基准值及地下水质量保护目标,并参照了生活饮用水、工业、农业用水水质最高要求,将地下水质量划分为五类,并规定了每类的指标限值。

Ⅰ类　主要反映地下水化学组分的天然低背景含量,适用于各种用途。

Ⅱ类　主要反映地下水化学组分的天然背景含量,适用于各种用途。

Ⅲ类　以人体健康基准值为依据,主要适用于集中式生活饮用水水源及工、农业用水。

Ⅳ类　以农业和工业用水要求为依据,除适用于农业和部分工业用水外,适当处理后可作生活饮用水。

Ⅴ类　不宜饮用,其他用水可根据使用目的的选用。

本标准共有指标39项。

三、《二次供水设施卫生规范》(GB 17051—1997)

《二次供水设施卫生规范》(GB 17051—1997)规定了建筑二次供水设施的卫生要求。

《二次供水设施卫生规范》规定的设施的卫生要求包括:设施周围应保持环境整洁,应有很好的排水条件,供水设施应运转正常;设施与饮水接触表面必须保证外观良好,光滑平整,不对饮水水质造成影响;通过设施所供给居民的饮水感官性状不应对人产生不良影响,不应含有危害人体健康的有毒有害物质,不引起肠道传染病发生或流行。

《二次供水设施卫生规范》规定的设施设计的卫生要求包括:

1. 设计水箱或蓄水池　饮用水箱或蓄水池应专用,不得渗漏,设置在建筑物内的水箱其顶部与屋顶的距离应大于80cm,水箱应有相应的透气管和罩,入孔位置和大小要满足水箱内部清洗消毒工作的需要,入孔或水箱入口应有盖(或门),并高出水箱面5cm以上,并有上锁装置,水箱内外应设有爬梯。水箱必须安装在有排水条件的底盘上,泄水管应设在水箱的底部,溢水管与泄水管均不得与下水管道直接连通,水箱的材质和内壁涂料应无毒无害,不影响水的感观性状。水箱的容积设计不得超过用户48h的用水量。

2. 管道连接卫生　设施不得与市政供水管道直接连通,有特殊情况下需要连通时必须设置不承压水箱。设施管道不得与非饮用水管道连接,如必须连接时,应采取防污染的措施。设施管道不得与大便口(槽)、小便斗直接连接,须用冲洗水箱或用空气隔断冲洗阀。

3. 设置消毒器　设施须有安装消毒器的位置,有条件的单位设施应设有消毒器。

4. 卫生安全性评价报告　设计中使用的过滤、软化、净化、消毒设备、防腐涂料,必须有省级以上(含省级)卫生部门颁发的产品卫生安全性评价报告。

5. 周围环境卫生　蓄水池周围 10m 以内不得有渗水坑和堆放和垃圾等污染源。水箱周围 2m 内不应有污水管线及污染物。

四、《饮用水化学处理剂卫生安全性评价》（GB/T 17218—1998）

《饮用水化学处理剂卫生安全性评价》规定了生活饮用水化学处理剂的卫生安全要求和监测检验方法，适用于混凝、絮凝、助凝、消毒、氧化、pH 调节、软化、灭藻、除垢、除氟、除砷、氟化、矿化等用途的生活饮用水化学处理剂。

生活饮用水化学处理剂在规定的投加量使用时，处理后水的一般感官指标应符合《生活饮用水卫生标准》的要求。对化学处理剂带入饮用水中的有害物质指标的要求包括：生活饮用水化学处理剂带入饮用水中的有害物质是《生活饮用水卫生标准》中规定的物质时，该物质的容许限值为相应规定限值的 10%；《生活饮用水卫生标准》未作规定时，可参考国内外相关标准判定，其容许限值为该容许浓度的 10%。如果生活饮用水化学处理剂带入饮用水中的有害物质无依据可确定容许限值时，应按本规范附录 B 确定该物质在饮用水中最高容许浓度，其容许限值为该容许浓度的 10%。

《生活饮用水化学处理剂卫生安全评价规范》（卫法监发〔2001〕161 号）与 GB/T 17218—1998 没有实质性内容或要求的不同。

五、《生活饮用水输配水设备及防护材料的安全性评价标准》（GB/T 17219—1998）

《生活饮用水输配水设备及防护材料的安全性评价标准》（GB/T 17219—1998）规定了饮用水输配水设备（供水系统的输配水管、设备、机械部件）和防护材料的卫生安全性评价标准，适用于与饮用水以及饮用水处理剂直接接触的物质和产品，这些物质和产品系指用于饮用水供水系统的输配水管、设备和机械部件（如阀门、加氯设备、水处理剂加入器等）以及防护材料（如涂料、内衬等）。

本标准要求凡与饮用水接触的输配水设备和防护材料不得污染水质，管网末梢水水质必须符合 GB 5749 的要求。饮用水输配水设备和防护材料按标准中的规定分别进行浸泡试验，并按规定的方法进行检测。检测结果必须分别符合标准的规定。

《生活饮用水输配水设备及防护材料卫生安全评价规范》（卫法监发〔2001〕161 号）相较于 GB/T 17219—1998，检测指标更多，限值要求更严格。

六、生活饮用水水质处理器卫生安全与功能评价规范

生活饮用水水质处理器是指以市政自来水或其他集中式供水为原水，经

过进一步处理，旨在改善饮水水质，降低水中有害物质或增加水中某些对人体有益成分为目的的饮用水水质处理装置。水质处理器按制水工艺和目的可分为一般水质处理器、矿化水器和反渗透处理装置。

生活饮用水水质处理器卫生安全性试验采用整机浸泡试验方法。检验水样的采集步骤按《卫生部涉及饮用水卫生安全产品检验规定》进行。

用于组装生活饮用水水质处理器、直接与饮水接触的成型部件及过滤材料，应提供卫生安全证明文件，否则必须进行浸泡试验，浸泡试验步骤、浸泡水配制方法和检验结果的评价方法参照《生活饮用水输配水设备及防护材料卫生安全评价规范》进行。

七、《生活饮用水消毒剂和消毒设备卫生安全评价规范》（试行）（2005）

本规范的制定主要是根据《生活饮用水卫生监督管理办法》和《消毒管理办法》，它用于生活饮用水消毒剂和消毒设备的卫生安全评价。

规范对消毒剂和消毒设备提出了五个方面的卫生要求：

1. 所有消毒剂和消毒设备按说明书规定的使用方法，检验结果均能达到生活饮用水消毒目的；各项微生物指标均符合《生活饮用水卫生标准》的要求。

2. 消毒剂和消毒设备在消毒过程中余留在生活饮用水中的消毒剂残留物以及由原料和工艺过程中带入的杂质含量不应超过现行《生活饮用水卫生标准》限值要求；消毒过程中产生的消毒副产物浓度不应超过《生活饮用水卫生标准》限值要求。

3. 消毒剂及其原料副产物和消毒设备使用后水中可能带入《生活饮用水卫生标准》未予规定的有害物质时，该有害物质在生活饮用水中的限值可参考国内外相关标准判定，且该有害物质增加量不应超过相关标准限值的10%。如果上述有害物质没有可参考相关标准时，应按毒理学安全性评价程序进行试验以确定物质在饮用水中最高容许浓度。容许增加值为最高容许浓度值的10%。

4. 根据说明书规定的使用方法，按《生活饮用水消毒剂评价剂量》计算消毒剂处理后生活饮用水中金属离子增加量、无机物增加量和有机物增加量不应超过现行《生活饮用水卫生标准》中规定限值的10%；总 α 放射性和总 β 放射性不应增加。按《总体性能试验的检验项目》进行检验结果应符合现行《生活饮用水卫生标准》要求。

5. 消毒设备中与生活饮用水接触部分的浸泡试验应符合现行《生活饮用水输配水设备及防护材料卫生安全评价规范》的要求。

八、饮用净水水质标准（CJ 94—1999）

本标准适用于以符合生活饮用水水质标准的自来水或水源水为原水，经再净化后可供给用户直接饮用的管道分质供水。该标准的感官性状指标4项，一般化学指标13项，毒理学指标15项，细菌学指标6项，合计38项。饮用净水对观感、口感及卫生要求的调整：浑浊度0.5NTU（GB 5749：1），色度5度（GB 5749：15），pH6.0~8.5（GB 5749：6.5~8.5），总硬度300mg/L（GB 5749：450），铁0.2mg/L（GB 5749：0.3），锰0.05mg/L（GB 5749：0.1），硫酸盐100mg/L（GB 5749：250），氯化物100mg/L（GB 5749：250），硝酸盐10mg/L（GB 5749：10~20），溶解性总固体500mg/L（GB 5749：1000），菌落总数50CFU/ml（GB 5749：100）。

九、生活饮用水卫生的两个行为规范

《生活饮用水集中式供水单位卫生规范》（卫法监发〔2001〕161号文附件5）是为保证集中式供水单位供应的水质达到生活饮用水卫生标准的要求、从集中式供水单位的卫生管理、建筑布局、卫生设施、水源选择及卫生防护、净化消毒设施、生产过程卫生要求、污染事故报告处理、水质检验、从业人员卫生等方面提出了明确规定。

《涉及饮用水卫生安全产品生产企业卫生规范》（卫法监发〔2001〕161号文附件6）对涉水产品生产企业的选址、设计与设施的卫生要求、生产过程的卫生要求、原材料和成品贮存、运输的卫生要求和从业人员的卫生要求和管理作了规定。

十、《生活饮用水标准检验法》（GB 5750—2006）

满足GB 5749—2006的配套使用，依据其内容，以GB 5750—1985与《检验规范》（2001）为基础进行修订，规定了生活饮用水水质检验的基本原则和要求，是进行水质检验时所必须遵循的方法。

洪涝灾害期间饮用水卫生措施

洪涝灾害破坏了人们原有的生活居住环境，主要表现在房屋住所、饮用水水源、供水管网、排水系统等基本生活设施遭到破坏，甚至迫使人们迁移到临时住所或者投亲奔友。生活环境的恶化不仅使得人们缺少安全的饮水和食物，而且日常的人畜粪便及垃圾、污水难以正常处理，加上环境卫生状况恶化，可造成鼠、蚊、蝇等病媒生物的增加，这都增加了疾病传播的风险。

自然灾害中环境卫生工作的主要内容包括：①做好水源保护和供水设施防护；②做好供水设施的清洗消毒和饮用水水质消毒，提供安全的饮用水；③做好灾区临时安置点的环境卫生；④做好饮用水水质的监督监测。

一、集中式饮用水水源和供水设施防护

集中式供水的饮用水水源应按照《生活饮用水集中式供水单位卫生规范》的要求划定水源保护区，禁止在此区域排放粪便、污水与垃圾。自备井的井室、河水取水点及防护带内有专人值班防护，无关人员不得进入。

自备井井房应配有挡水板和沙袋等防水设施，井房周围 30m 内不得有厕所、畜圈、垃圾及废水排出口。对于井口低于井房地面的自备井，应加高井口或增加井口围堰等防水措施。

1. 二次供水设施防护　二次供水设施水箱间应配备挡水板、沙袋等防汛设施。水箱间加强巡视。保持集水坑排水泵的正常运转。

2. 分散式供水设施防护　大口井、手压井要建井台、井栏、井盖，备有专用的公用水桶。井的周围 30m 内禁止设有厕所、垃圾堆以及其他可能污染地下水的设施。

二、集中式供水设施的消毒

自备井（机井）被洪水淹没后的清洗消毒

自备井（机井）被洪水淹没后应先将供水管网内存水放空并清洗水井（注水法、活塞法等）。水井洗净后向井内再按加氯量 10~15mg/L 投加漂白粉（或漂粉精）即每吨水加 40g 干漂白粉计。同时启动水泵，将含高浓度氯的水注入供水管网内，待末梢检测到高浓度氯时关闭阀门，等待 2~4 小时后将管网内水放空，恢复正常消毒。待检测合格后方可恢复饮用。

三、分散式供水的消毒

（一）手压井的消毒

灾害发生后，若取回的水较清澈，可直接消毒处理后使用。若很混浊，可经自然澄清后（如澄清效果不佳，可使用明矾进行混凝沉淀和滤沙过滤）再进行消毒。常用的消毒剂为漂白精片或泡腾片。使用方法为每担水（50公斤）加漂白粉精片 1 片或泡腾片 1 片。先将漂粉精片或泡腾片压碎放入碗中，加水搅拌至溶解，然后取该上清液倒入缸（桶）中，不断搅动使之与水混合均匀，盖上缸（桶）盖，30分钟后测余氯不低于0.3mg/L即可使用。若余氯达不到，则应增加消毒剂量。

（二）大口井的消毒

1. 直接投加法　投消毒剂前先测量井水量及计算投药剂量，水井一般为圆筒状，即：

$$井水量(t) = 井水深(m) \times 0.8 \times [水面直径(m)]^2$$

$$漂白粉的投加量(g) = \frac{井水量(t) \times 加氯量(mg/L)}{漂白粉有效氯含量\%}$$

加氯量应是井水需氯量与余氯之和，最好能通过检测找出数据，但实际工作中不易做到，可根据井水水质按一般清洁井水的加氯量为 2mg/L，水质较混浊时增加到 3~5mg/L，以保证井水余氯在加氯 30 分钟后在 0.7mg/L 左右，有条件的地区可进行水质细菌学检验。

投加的方法是根据所需投药量，放入容器中，加水调成浓溶液，澄清后将上清液倒入水桶中，加水稀释后倒入水井，用水桶将井水震荡数次，使之与水混匀，待 30 分钟后即可使用。井水的投药消毒至少每天 2 次，即在早晨和傍晚集中取水前进行。

2. 持续消毒法　将一定量（约 500g）的漂白粉或漂粉精片（有效氯 60%~70%，0.2g/片），装入开有若干个小孔的饮料瓶中，加水搅拌后放入井中，利用取水时的震荡作用使药液流出，达到持续消毒的目的。该法操作简便节省人力和药量，水中余氯较稳定，一次投药可维持数天，但每隔 3~5 天捞出饮料瓶检查是否阻塞，随时添加消毒剂，饮料瓶上的小孔数应根据余氯量在 0.7mg/L 左右而定，并同时系一空瓶，使药瓶漂浮在水面下 10cm 处。若水井较大，可同时放数个持续消毒瓶。

（三）大口井被洪水淹没，新井开始使用前、旧井修理或掏井后的消毒方法

先将井水掏干（若井水中查出致病菌，应先消毒后再掏干），清除井壁和井底的污物，用 3%~5% 漂白粉溶液（漂粉精减半）清洗后，再按加氯量 10~15mg/L 投加漂白粉（或漂粉精）即每吨水加 40g 干漂白粉计，等待 10~12 小时后把井水打完，待再来水即可消毒取用，待检验合格后方可饮用。

四、二次供水设施被洪水淹没的清洗、消毒

二次供水设施被洪水淹没或浸泡后，应彻底打扫设备间内环境卫生，将设备间恢复至受灾前的卫生状态，再清洗消毒供水设备和管线。水箱间、供水设施清洗消毒完毕后对设备出水和末梢水进行检测，合格后方可恢复饮用。

1. 使用水箱的二次供水设施　先将水箱、稳压罐和楼内主管网中的存水放空，清除水箱顶、四壁和箱底的污物，用 3%~5% 漂白粉溶液（漂粉精减半）清洗后，再按加氯量 10~15mg/L 投加漂白粉并启动水泵，在末梢水中检测出高浓度余氯时关闭阀门，对水箱和供水管线进行浸泡，等待 2~4 小时后把水放

空,即可正常消毒供水,待检验合格后方可饮用。

2. 无负压二次供水设施　先关闭总阀门,将防污止回阀、外形过滤阀、无负压储水罐和楼内主管网内的存水放空。放水冲洗储水罐、防污止回阀、外形过滤阀等设施。从外形过滤阀处按氯量 10~15mg/L 投加漂白粉对无负压供水设备和管网进行浸泡消毒,等待 2~4 小时后把水放空,即可恢复供水。待检验合格后方可饮用。

五、临时水源的选择

1. 洪涝灾害发生后应迅速对原有水源卫生状况进行评估,集中式供水的水源地受到破坏或污染严重时,应立即选择新的水源地,建立新的取水点。对于被淹没了的水井或供水构筑物应停止供水,待水退后经彻底清洗消毒后方可继续供水。

2. 水源的选择原则是水量充足、水质良好、便于防护、经济技术合理。选择顺序是应选择泉水、深井水、浅井水,其次才考虑河水、湖水、塘水等。在本市区域内应尽量避免使用河水、溏水作为水源。在无井水水源的情况下可使用桶装或瓶装饮用水应急,同时将人员迁至有合适水源的暂住地。

3. 如条件许可,最好的办法是就地打机井或手压井,水源周围要保持清洁卫生,附近没有厕所、畜圈、垃圾及废水排出口,应避免在低洼地或过去是污染源的地方取水。

4. 自然灾害发生后,可使用一体化净水设备对原水进行处理和消毒。对于使用的一体化净水设备要求每小时可产水 2~5 吨,对水源水质要求不高,可直接以沟塘水、河水等地表水和地下水为水源。可有效去除胶体、悬浮物颗粒、溶解盐类、有机物以及微生物,效果可靠。

5. 瓶装水运输方便,水质安全,可用来解决应急饮水问题。用于送水的设备,无论是水车、消防车、洒水车、水箱(可用卡车、拖拉机载运)或聚乙烯塑料水桶,在运水前,都必须对盛水容器进行彻底的清洗和消毒,待运水的余氯含量至少要达到 0.5mg/L,运水人员要专职且身体健康,分水时要有专用的清洁用具,待运水储存不得超过 2 天,中间加一次漂粉精片,加量按 20 片 / 吨水或等效的其他消毒剂,防止运送的水受到二次污染,以确保运送水的卫生质量。

六、水质监测

1. 监测点及数量　水源或管网被污染的供水单位应根据污染范围确定监测数量和点位,建议受影响人数每千人至 2 千人设一个监测点。大口井、机井监测井口出水和末梢水;二次供水监测设备出水和末梢水。监测频次一般为每日一次,可根据污染事件持续时间适当放宽至每2~3日一次,监测点和监测项目应相对固定。

2. 监测项目　被污染单位每日必测项目为浑浊度、pH、消毒剂余量。初次确定的被污染单位和供水设施清洗消毒后恢复供水前检测浊度、pH、消毒剂余量、微生物,如受污染前水源周围有化学品,应根据实际情况选定检测项目。

3. 检测方法　每日监测时可使用饮用水现场快速检测设备。恢复供水前需送疾控中心进行实验室检测。

▶ 案例:

生活饮用水9项指标现场快速检测方法

一、pH值

pH值是评价水质的一个重要参数,它反映了水中弱酸和弱碱的离解程度,对水质的变化、生物繁殖消长、水处理效果等均有影响。pH小于7表示溶液呈酸性,pH大于7表示溶液呈碱性。pH是水处理操作上最重要的水质参数之一,在水处理的所有阶段都必须谨慎控制pH,以保证可靠的水处理和消毒效果。水在净化处理过程中,由于投加混凝剂等,可使水的pH下降或升高,但pH过低可腐蚀管道,过高又可析出溶解性盐类并降低消毒效果。一般说来,由于人体对pH的强大调节能力,水的pH在一定范围内通常对人体健康没有直接影响。pH值低具有管道腐蚀性,pH值高有味道和滑腻感。

pH值指标的评价依据为《生活饮用水卫生标准》(GB 5749—2006),检验方法依据为玻璃电极法《生活饮用水标准检验方法　感官性状和物理指标　pH值》GB/T 5750.4—2006(5.1)。

测定pH值的方法有玻璃电极法和标准缓冲溶液比色法两种。玻璃电极法准确,干扰少,标准缓冲溶液比色法简易方便。现场快速检测pH值的常用检测仪器是pH计,采用的是玻璃电极法。其原理是以玻璃电极为指示电极,饱和甘汞电极为参比电极,插入溶液中组成原电池。当氢离子浓度发生变化时,玻璃电极和甘汞电极之间的电动势也随着变化,在25℃时,每单位pH标度相当于59.1mV电动势变化值,在仪器上直接以pH的读数表示。同时在仪器上有温度差异补偿装置。此法可准确到0.01pH。

以pH计为例介绍下它的使用方法。首先是启动和校正,按"I/O"键打开仪器。任何一种pH计都必须经过pH标准溶液的校准后才可测量样品的pH值。对于测量精度在0.1pH以下的样品,可以采用一点极准方法调整仪器,一般选用 pH 为 6.86 或 pH 为 7.00 标准缓冲液。有些仪器本身精度只有 0.2pH 或 0.1pH，因此仪器只设有一个"定位"调节旋钮。当校准完 pH 计后进行样品测定，取样前混匀水样，取出电极用去离子水洗净并甩干，将电极浸入样品溶液，晃动后静止放置，显示稳定后直接读数。

在进行生活饮用水 pH 值现场快速检测时，需要注意以下三点：①每测量完一个样品后，电极探头均应用蒸馏水或去离子水洗净擦干；②水中二氧化碳含量增高可降低水样的 pH 值，所以，水样采集后应立即测定；③测定结束后，应用蒸馏水或去离子水洗净电极，并将电极浸于饱和 KCl 溶液中保存。

二、浑浊度

浑浊度是反映生活饮用水物理性状的指标，是光线透过水层受到阻碍的程度，表示水层对于光线散射和吸收的能力。生活饮用水浑浊度主要是由于水源水中悬浮颗粒物未经去除而造成，或是配水系统中沉积物重新悬浮起来而形成，也可能来自某些地下水中存在的无机颗粒物或配水系统中生物膜脱落，因此浑浊度指标的高低与悬浮物质的性状和数量有关，水中悬浮物质愈多，水的浑浊度就愈高，透明度愈低，通过对水样的散射光的强度进行测定，强度越大，浑浊度越高。

浑浊度指标的评价依据为《生活饮用水卫生标准》（GB 5749—2006），检验方法依据为散射法—福尔马肼标准《生活饮用水标准检验方法　感官性状和物理指标　浑浊度》GB/T 5750.4—2006（2.1）。

测定浑浊度的方法有透射法、散射法和散射 - 透射法。《生活饮用水标准检验方法》GB/T 5750—2006 规定的检测方法为散射法和目视比浊法。其中散射法为现场检测的主要测定方法。散射法的检测原理是用福尔马肼标准混悬液散射光的强度和水样散射光的强度进行比较。散射光的强度越大，表示浑浊度越高。浊度仪利用光源发出光束穿过含有待测样品的样品池，检测器中的传感器处在与发射光线垂直的位置上，它检测由样品中的悬浮颗粒散射的光量，仪器通过硅光二极管检测器进行光电转换，并显示为数字形式在屏幕上显示结果。

浑浊度仪的使用方法比较简便，首先依然是启动和校正，按"I/O"键打开仪器。将二级校准样品放入测量室内，按"READ"键，待读数稳定后，若示数与二级校准样品标定值的相对误差在 5% 以内说明仪器处于正常工作状态。如超出范围则用一级校准福尔马肼浊度标准液进行仪器一级校准后方可使用。校正合格后开始进行样品测定，取样前同样要混匀样品，将水样倒入样品瓶至刻度线（约 15ml）。盖上瓶盖。用软布擦去瓶身上的水滴和指印。如瓶壁较脏或出现划痕，将几滴硅树脂滴在瓶身上，用软布擦开，使瓶身上有一层薄而均匀的油。将待测样品瓶放入仪器的测量室内,盖上盖子。按"READ"键,灯灭后屏幕显示浑浊度数值。

在进行浑浊度现场快速检测时,应确保采样设备、检测仪器和采样环节的有效性,并严格按照仪器的使用说明书进行操作,需要注意以下三点:首先便携式浊度仪作为光学测量仪器,是利用水样散射光的强度来测定浑浊度,因此必须保证样品瓶的清洁,避免样品瓶的污染对测定产生干扰,通常在检测前可用软布擦拭样品瓶,避免留下水滴或指印,如样品瓶的瓶壁有划痕,还可用硅油擦拭进行处理。其次根据被测水样特点,正确选择采样方法和采样点。如对管网末梢水检测时,采样点应设在输水管网输送至终端(用户水龙头)处。在采集水样前,必须放水,充分冲洗管道,以保证样品的代表性。考虑到夜间输水管道内可能析出可沉渍于管道的附着物,因此晨间检测时应打开龙头放水数分钟,排出管道内沉积物。对二次供水进行现场快速检测时,采样点应包括水箱(或蓄水池)进水、出水以及末梢水。水样采集后应立即测定,避免水泡对浑浊度的影响。第三,在现场检测时,应避免浊度仪过长时间地暴露于紫外光或太阳光下,测量过程中应确保仪器放在平整的表面,不可将仪器拿在手上。测量或等待时都要将测量室的盖子盖上。

三、电导率

电导率是截面积 $1cm^2$,高度 $1cm$ 的水柱所具有的电导能力。水的电导率是用数字来表示的水溶液传导电流能力。它与水中矿物质有密切关系,与所含电解质的量有一定关系,在一定浓度范围内离子的浓度越大,所带的电荷越多,电导率也就越大,因此,电导率指标可用于检测水中溶解性矿物质浓度的变化,间接推测水中离子的总浓度或含盐量。电导率可作为水体被矿物质污染的指标,当水中无机酸、碱或盐增加时,电导率随之增加。

电导率指标的检测依据为电极法 《生活饮用水标准检验方法　感官性状和物理指标　电导率》GB/T 5750.4—2006(6.1)。

测定电导率的方法为电极法。检测设备为便携式电导率仪。其原理为在电解质的溶液里,离子在电场的作用下,由于离子的移动具有导电作用。在相同温度下测定水样的电导,它与水样的电阻呈倒数关系。在一定条件下,水样的电导随着离子含量的增加而升高,而电阻则降低。电流通过面积为 $1cm^2$,距离为 $1cm$ 的两铂黑电极的电导能力即为电导率。

使用电导率仪检测水中电导率时,首先是启动和校准,按"I/O"键打开仪器。选择一个在测量范围内的标准样品,选择合适的量程。将探头置于标准样品中,确定探头位于样品的中部。按"CAL"键,用箭头键选择所需的量程(1000μS/cm 或 18mS/cm),按"ENTER"键,然后用数字键将测量值替换成25℃

时的标准电导率。按 "ENTER" 键。等读数稳定后，测量值自动存入仪器内。校准完成后进行样品测定，取样前混匀样品，按 "COND" 键。测电导率时，将探头放入样品中确定探头被溶液浸没。用探头搅动样品 5~10 秒钟以去除留在探头内的气泡，读数稳定后，屏幕显示电导率数值。

在进行生活饮用水电导率现场快速检测时，需要注意以下几点，一，应根据水样的电导率范围正确选用电极。若被测溶液的电导率< 10μS/cm，使用光亮铂电极；被测溶液电导率在 10~40μS/cm 范围时，则用铂黑电极；二，铂黑电极在使用前后最好浸在水中，防止铂黑电极的惰化。测量时电极表面不得有气泡。如果发现镀有铂黑的电极失灵，可浸入 10% 的 HNO_3 或 HCl 溶液中 2 分钟，用水洗净后使用；三，电导率随温度升高而增大，温度每升高 1℃，电导率增加 2%~2.5%。通常规定 25℃ 为测定电导率的标准温度。因此在测定时须先测定水样的温度，然后用仪器校正或公式校正为 25℃ 时的测定值。

四、亚硝酸盐

亚硝酸盐是含氮有机物受细菌作用分解的氮循环的中间产物，在水中不稳定，在氧和微生物的作用下易被氧化成硝酸盐，在缺氧条件下也可被还原为氨。根据水中亚硝酸盐的存在水平，再结合水中氨氮和硝酸盐氮的含量，可以评价水体受污染的程度和自净情况。如水中检出亚硝酸盐，说明污染正在进行。水中亚硝酸盐的来源主要为生活污水中含氮有机物的分解和化肥、酸洗等工业废水，此外，农田排水、微生物活动都增加水中亚硝酸盐的浓度。亚硝酸盐进入人体后，可将低铁血红蛋白氧化成高铁血红蛋白，使之失去输送氧的能力。在酸性介质中亚硝酸盐可与二级胺类形成致癌物亚硝胺。

亚硝酸盐指标的评价依据为《生活饮用水卫生标准》（GB 5749—2006），检验方法依据为重氮偶合分光光度法《生活饮用水标准检验方法　无机非金属指标　亚硝酸盐氮》GB/T 5750.5—2006（10.1）。

水中亚硝酸盐的测定方法主要有光度法、离子色谱法和示波极谱法等，而应用最广泛的是重氮偶合分光光度法。这个方法简便快速，灵敏度高，是水质标准检验方法。《生活饮用水标准检验方法　无机非金属指标　亚硝酸盐氮》GB/T 5750.5—2006（10.1）即采用的是该方法。

通常使用便携式多参数水质测定仪，利用分光光度计来测定水中亚硝酸盐浓度。测定时首先按 "Power On/Off（电源开关）" 键来打开仪器。整个屏幕具有触摸响应特性。第一次开机时，屏幕上将出现语言选择界面。选择一种语言（如中文），触击 "OK（确定）"。随后的每一次仪器开机，仪器都会自动进行波长校准，然后出现主菜单。第二步是选择测定程序，便携式多参数水质测定仪可测定多种成分,提供多种程序流程,可以通过程序菜单进行调用。通过触击主菜单上的程序菜单,显示所有测定程序列表,通过上下移动,在项目列表中选择既定的测定程序。也可以直接触击 "Select by Number(用数字选择)"。输入程序对应的数字编码(这些数字编码都列在流程手册中),然后触击 "OK(确定)"。第三步就是样品测定,取样前混匀样品。在一个样品池中加入适量样品液(这是空白样),把空白样的样品池擦干,并放入样品槽中。按下 "Zero"键,将显示 0.00mg/L。在装有待测试样的样品池中加入 NitriVer3 亚硝酸盐专用分析试剂混合,盖紧摇晃至完全溶解,如有亚硝酸盐存在,则溶液应该显品红色。试剂反应需要 20 分钟才可以完成。将待测试样的样品池擦干,放入样品槽,按 "READ(读数)",屏幕将显示所选测定物质的含量,单位为 mg/L。

在进行生活饮用水亚硝酸盐现场快速检测时,需要注意以下两点:①本方法适用于较清洁水中亚硝酸盐含量的测定。如水中亚硝酸盐浓度过高,则不易显色,需稀释后测定。水样如含有悬浮物或有色时,对测定有干扰。可用氢氧化铝悬浮液吸附后过滤或离心除去后测定。但需注意氢氧化铝试剂不能带入试样中。溶液酸度对显色影响较大。如水样偏酸或偏碱,则需用氢氧化钠溶液或磷酸溶液调水样 pH 至中性后再加显色试剂,否则对测定结果带来误差。②在现场检测时,务必将样品池的外壁擦干净,再将其放入光度计中进行测量。

五、硫酸盐

硫酸盐在地壳中含量丰富,一般从石膏、岩石中溶出,使得天然水中含有硫酸盐。饮用水中硫酸盐污染的来源主要为矿山、工业废水排放或者是含硫有机物污染。饮用水中硫酸盐浓度如果过高的话,容易使锅炉和热水器结垢。当饮水中硫酸盐浓度为 300~400mg/L 时,可察觉有不良的口味,同时也会造成配水系统的腐蚀。饮水硫酸盐含量较高,还可能产生缓泻效应,导致饮用者出现轻泻反应。基于味感和可能的轻泻作用的考虑,《生活饮用水卫生标准》(GB 5749—2006)规定,硫酸盐的含量不得超过 250mg/L。

硫酸盐指标的评价依据是《生活饮用水卫生标准》(GB 5749—2006),检测依据是硫酸钡比浊法《生活饮用水标准检验方法 无机非金属指标 硫酸盐》GB/T 5750.5—2006(1.1)。

测定硫酸盐的方法通常有称量法、EDTA 容量法、硫酸钡比浊法、硫酸苯肼法、亚甲蓝比色法、络合比色法、甲基麝香草酚蓝自动比色法、难溶性钡盐比色法、原子吸收间接法及离子色谱法等多种方法。其中称量法是比较经典的方法,但是称量法由于手续繁琐且不能测定浓度低于 10mg/L 的硫酸盐,目前在常规分析中已较少应用。硫酸钡比浊法反应条件较高,近年来对加入试剂的方式加以改进,获得较好精密度,水质现场检测用的就是硫酸钡比浊法。

硫酸钡比浊法的检测原理为水中硫酸盐和钡离子生成硫酸钡沉淀,形成浑浊,其浑浊程度和水样中硫酸盐含量呈正比。

硫酸盐的检测使用的是便携式多参数水质测定仪。打开仪器后,通过触摸屏幕选择测定程序,或者直接输入程序对应的数字编码来选择。程序选择完后就开始进行检测。首先取样前混匀样品,其次在一样品池中加入适量样品液(这是空白样),把空白样的样品池擦干,并放入样品槽中。按下"Zero"键,将显示 0.00mg/L。第三,在装有待测试样的样品池中加入 SulfaVer4 硫酸盐专用分析试剂混合,盖紧轻摇混合,反应 5 分钟。如有硫酸盐存在,则会形成白色浑浊。最后,将待测试样的样品池擦干,放入样品槽,按"READ(读数)",屏幕将显示所选测定物质的含量,单位为 mg/L。

在检测硫酸盐时有几点需要注意的。比如,为得到准确的测量结果,在使用每一批新购置的试剂时,需要测量试剂的空白值。即按照标准步骤进行测量,只是用去离子水代替样品。如有试剂空白值,应在水样的测量结果中将试剂空白值减去,才是水样中含有的硫酸盐的准确含量。硫酸钡比浊法可测定低于 40mg/L 硫酸盐的水样,但试样的混合方式、反应时间、温度等均能影响测定结果,应控制操作条件的一致。同样,和使用多参数水质测定仪检测其他指标一样,在现场检测时,务必将样品池的外壁擦干净,再将其放入光度计中进行测量。

六、总硬度

总硬度主要是指溶于水中的钙盐、镁盐类的含量,用每升水含碳酸钙的毫克数表示。水的硬度可能会由于水质污染而升高。各地和各种水源的硬度也不一样。一般地表水硬度低、地下水硬度高,但也有相反的情况。我国水源水硬度,大致是北方高,南方低。水的硬度过高,对日常生活影响较大,可形成水垢,沉积在水壶、锅炉或管道上。偶然饮用高硬度的水可能会引起胃肠功能暂时紊乱,出现肠鸣腹胀、腹痛和腹泻等症状,一般在短期内即能适应。

总硬度指标的评价依据是《生活饮用水卫生标准》(GB 5749—2006),检测依据是乙二胺四乙酸二钠滴定法《生活饮用水标准检验方法　感官性状和物理指标　总硬度》GB/T 5750.4—2006(7.1)。

测定总硬度的方法为乙二胺四乙酸二钠滴定法。方法的原理就是向水样中加入少量铬黑 T 指示剂(本身为天蓝色),铬黑 T 与水样中钙、镁离子形成紫红色铬黑 T- 钙、铬黑 T- 镁的配合物,水样呈紫红色。但这些配合物的稳定常数较乙二胺四乙酸 - 钙和乙二胺四乙酸 - 镁的配合物的稳定常数小,当用乙二胺四乙酸二钠标准溶液滴定水样时，乙二胺四乙酸二钠先与水样中的游离的钙、镁离子生成无色的乙二胺四乙酸-钙和乙二胺四乙酸-镁，然后夺取铬黑T-钙、铬黑T-镁的钙、镁离子，使铬黑T指示剂游离出来，溶液由紫红色变为铬黑T指示剂的天蓝色，即为滴定终点。根据乙二胺四乙酸二钠标准溶液的用量，可以计算出水中钙、镁等离子的总量，经过换算，以每升水中碳酸钙的质量表示。

总硬度的检测使用的是滴定法，因此在滴定前要依据所估算的浓度范围选取样品的体积和对应滴定筒。在所选定的滴定筒上插入干净的导管，并连接到数字滴定器上。挤出导管中的空气，并将滴定器上的数字归零。

在进行样品滴定时，要使用移液管量取样品，移到250ml规格的锥形瓶中，如果样品体积小于100ml，加入去离子水至100ml刻度线。加入2ml的硬度1缓冲溶液，摇匀。将导管的顶端浸没于溶液中，一边摇晃，一边滴加EDTA-2Na溶液，由红色转变为纯蓝，记录数字。将数字×每个数字代表的浓度即得到$CaCO_3$的含量（mg/L）。

在进行总硬度检测时，当滴定接近终点时，需要慢慢滴加，因为反应速度比较慢，特别是温度低的样品。如果水样中共存的铁、锰、铝、铜、镍、钴等金属离子可能会导致指示剂褪色或终点不明显。这时可另取水样，加入0.5ml盐酸羟胺及1ml硫化钠溶液或氰化钾溶液0.5ml再滴定。

七、二氧化氯

二氧化氯是一种良好的消毒剂，具有广谱杀菌性，除对一般的细菌、大肠杆菌有杀灭作用外，对异养菌、铁细菌、硫酸盐还原菌、脊髓灰质炎病毒、肝炎病毒、蓝氏贾第鞭毛虫包囊、尖刺贾第鞭毛虫包囊等也有一定的灭活作用。由于二氧化氯对一般的细菌、病毒的杀灭作用强于氯，其消毒效果受pH的影响不大，而且二氧化氯几乎不与水中的有机物作用而生成有害的卤代消毒副产物，因此和传统的氯消毒相比，二氧化氯消毒后的有机副产物较少且毒害作用较轻。

二氧化氯指标的评价依据为《生活饮用水卫生标准》（GB 5749—2006），检测方法依据为现场测定法《生活饮用水标准检验方法 消毒剂指标 二氧化氯》GB/T 5750.11—2006（4.4）。

测定二氧化氯的方法有N,N-二乙基对苯二胺硫酸亚铁铵滴定法、碘量法、甲酚红分光光度法与现场测定法。其中现场测定法是现场检测的标准方法。现场测定法的检测原理是水中二氧化氯与N,N-二乙基对苯二胺（DPD）反应产生粉色，其中二氧化氯中20%的氯转化为亚氯酸盐，显色反应与水中二氧化氯含量成正比，于528nm波长下比色定量。现场快速检测中使用到的甘氨酸，是为了将水中的氯离子转化为氯化氨基乙酸而不干扰二氧化氯的测定。

二氧化氯现场快速检测使用到的仪器有二氧化氯比色计。在使用时，首先按"ON／OFF"键打开仪器，按"MENU"键选择适当的量程。其次，在比色瓶中加入 10ml 水样作为空白样。将比色瓶放入测量槽，按"ZERO"键，屏幕显示 0.00。第三，在另一比色瓶中加入 10ml 水样作为测定样，加入 4 滴甘氨酸溶液并摇匀。立刻加入一包 DPD Free 粉包，盖好并轻摇 20 秒，静置 30 秒。最后，从加入粉包计时 1 分钟内将测定样比色瓶放入测量槽，按 READ 键，读取结果。

二氧化氯比色计是光学测量仪器，它是通过比色来测定水中二氧化氯浓度，因此必须保证样品瓶的清洁，避免样品瓶的污染对测定产生干扰，通常在检测前可用软布擦拭样品瓶，避免留下水滴或指印，不要让比色瓶及测量槽中有指印、油污或灰尘。现场检测时，也要避免仪器过长时间地暴露于紫外光或太阳光下，测量或等待时都要将测量室的盖子盖上。

八、游离氯

游离氯通常也叫游离性余氯。氯化消毒杀菌能力强，是我国目前饮水消毒的主要方法。用氯及含氯化合物消毒饮用水时，经过水解生成游离性氯。氯与细菌作用的同时还要氧化水中的有机物和还原性无机物，其需氯的总量称为需氯量。为保证其消毒效果，加氯量必须超过需氯量，使在杀菌和氧化后还能剩余一部分有效氯。加入氯经过一定时间的接触后，水中所剩余的有效氯称为余氯。余氯分为游离性余氯和化合性余氯，游离余氯（次氯酸、次氯酸盐离子、溶解的单质氯形式存在）较化合性余氯（氯胺、有机氯胺形式存在）杀菌作用强。供水单位的氯消毒方法决定了水中余氯的种类，因此在对供水单位氯消毒剂现场快速检测时，必须首先明确这个供水单位使用的氯消毒工艺是什么，是单纯的氯消毒，还是结合了氨的氯胺消毒。不同的氯消毒工艺决定了所要检测的指标。

游离氯指标的评价依据是《生活饮用水卫生标准》（GB 5749—2006），检测方法依据是 N, N—二乙基对苯二胺（DPD）分光光度法《生活饮用水标准检验方法　消毒剂指标　游离余氯》GB/T 5750.11—2006（1.1）。

测定游离氯的方法有 N, N—二乙基对苯二胺（DPD）分光光度法、碘量法、DPD-硫酸亚铁铵测定法和邻联甲苯胺比色法。其中 N, N—二乙基对苯二胺（DPD）分光光度法为现场检测的标准方法。

N, N—二乙基对苯二胺（DPD）分光光度法适用于经氯化消毒后的生活饮用水的游离氯和各种形态的化合性余氯的测定，可测定游离氯含量较低的水样。检测原理是 N, N- 二乙基对苯二胺(DPD)与水中游离氯迅速反应而生成红色,通过样本及空白水样间所吸收的光能量差,与标准液的能量吸收值相比较,便可确定待测水样的游离余氯浓度。

测定游离氯使用的快速检测设备是余氯比色计。首先是启动:按"ON / OFF"键打开仪器。按"MENU"键选择适当的量程,其次,在比色瓶中加入 10ml 水样作为空白样。将比色瓶放入测量槽,按"ZERO"键,屏幕显示 0.00。第三步,在另一比色瓶中加入 10ml 水样作为测定样,立刻加入一包 DPD Free 粉包,盖好并轻摇 20 秒,从加入粉包计时 1 分钟内将测定样比色瓶放入测量槽,最后,按 READ 键,仪器显示测定数值。这里的关键就是试剂包的选择,在测定游离氯时,必须选择标注 DPD Free 的粉包。

游离氯在水中很不稳定,尤其是含有机物或其他还原性无机物时,水样中的氯更易分解消失,含氯量会迅速下降。在阳光或其他强光直射下,溶液中的游离氯很快分解而减少。因此,测定游离氯的水样不能保存,必须现场采集快速测定。同样,余氯检测仪为光学测量仪器,通过比色测定水中游离氯浓度,因此必须保证样品瓶的清洁,避免样品瓶的污染对测定产生干扰,通常在检测前可用软布擦拭样品瓶,避免留下水滴或指印,不要让比色瓶及测量槽中有指印、油污或灰尘。

九、总氯

余氯分为游离性余氯和化合性余氯,供水单位在采用氯胺消毒法时,水中产生的主要是以一氯胺为主的化合性余氯。氯胺消毒法水中产生的消毒副产物较少,形成的化合性余氯有利于保持供水管网氯残留,从而维持较耐久的消毒作用。总氯指游离性余氯或化合性余氯,或两者共存形式存在的氯。采用氯胺消毒法,理论上讲总氯应该是氯胺与游离氯的总和,但是由于高水平的氯胺对游离氯的检测会产生影响,在氯胺消毒中,游离氯的浓度精确值不能够被测量,因此无法用氯胺和游离氯的和来计算总氯,而通常以氯胺量来代表总氯含量。

总氯指标的评价依据为《生活饮用水卫生标准》(GB 5749—2006),检测依据为 N, N—二乙基对苯二胺(DPD)分光光度法《生活饮用水标准检验方法　消毒剂指标　氯胺》GB/T 5750.11—2006(3.1)。

测定总氯的方法有 N, N—二乙基对苯二胺(DPD)分光光度法、碘量法、DPD- 硫酸亚铁铵测定法、和邻联甲苯胺比色法。和测定游离氯一样,N, N—二乙基对苯二胺(DPD)分光光度法也是总氯的现场检测的标准方法。

总氯检测也是使用余氯比色计,和测定游离氯不同的是在第三步,在测定水样中加入的试剂包是 DPD Total 的粉包,然后盖好并轻摇 20 秒,还有一点不同的是,测定总氯从加入粉包需要计时 3 分钟内将测定样比色瓶放入测量槽,按 READ 键读数,而不是测定游离氯的 1 分钟内进行测量读数。

总氯测定时,虽然较游离氯稳定,但仍应尽快检测。在含有机物或其他还原性无机物时,或阳光或其他强光直射下,溶液中的总氯仍会很快分解而减少。因此,测定总氯的水样不能保存,应现场采集快速测定。另外,和其他光学测量仪器一样,也要保证样品瓶的清洁,避免样品瓶的污染对测定产生干扰。

57检